足専門医[illegible]

本当[illegible]い
足の[illegible]み

吉田尚平
YOSHIDA SHOHEI

幻冬舎MC

はじめに

足がむくんでだるい、夕方になると靴がきつくなるなど、女性の多くが足のむくみに悩んでいます。むくみは筋肉量が少ない人のほうが出やすいため男性よりも女性に多く見られ、厚生労働省「２０２２（令和４）年 国民生活基礎調査の概況」によると、「足のむくみやだるさ」について自覚症状をもつ女性は43・2％という結果が出ています。

ほとんどの人は、むくみの自覚症状があっても、激しい痛みを伴ったり生活に大きく影響を与えたりすることは少ないため、冷えや運動不足などによる一過性のものだろうと放置してしまいます。しかし、むくみはなんらかの病気のサインである可能性が高く、放っておくと死を招くことすらあるのです。

足のむくみに潜むリスクはさまざまです。例えば、心臓の働きが弱って血管内の余分な水分が溜《た》まりやすくなっていたり、腎臓の機能が低下して余分な水分・塩分を排出できなくなっていたりすることでもむくみは生じます。これらは心不全や腎不全、肝硬変といった疾患による症状で、放置すれば重症化し命を脅かします。また足の静脈に血栓が生じることでむくみが起こる深部静脈血栓症の場合、血栓が肺に流れ込んで肺動脈を塞ぐことで突然死にまで至る危険性もあります。命に関わる病気ではなくても、下肢静脈瘤によるむくみの場合、放置すれば湿疹や色素沈着が起きたり、潰瘍ができたり、最終的には痛みにより歩行困難に陥ったりするケースもあります。

むくみが気になったとき、その原因が怖い疾患によるものなのか、自分自身で判断することは不可能です。死につながる重大な病気をいち早く見つけるためには、医療機関を受診し、検査で明らかにするしかありません。

私は福岡県内で一般の内科や外科だけでなく、足の治療も行うクリニックを営み、これまで数千件にも及ぶ足の診療を行ってきました。特に最新の機器を使った下肢静脈瘤の日帰り手術は、県内でもトップクラスの症例数を誇っています。

足の治療で私のクリニックに訪れる患者は大半がむくみの症状を抱えています。なかには命に関わる重篤な病の患者もおり、少しでも検査が遅れていたら命が危なかった人もいます。また、下肢静脈瘤の悪化により歩くこともままならないほどに症状が進行してから受診に来た人もいました。そのような患者を診察するたびに、もっと早く受診してほしかったと心から思います。そこで、少しでも足のむくみが気になったら早期に検査・治療を受けることがいかに大切であるかということを知ってもらいたいと考え、本書の執筆に至りました。

本書では、私の「足の専門医」としての経験から、足のむくみに潜むさまざまな危険性について解説します。一人でも多くの人が足のむくみの危険性について正しい知識をもち、早期の検査や治療により命の危険を回避することにつながることを著者として願ってやみません。

足専門医が解説！　本当は怖い足のむくみ　目次

［第4章］下肢静脈瘤、深部静脈血栓症、閉塞性動脈硬化症……
疾患別の治療法

［第1章］

足のむくみは体からのSOS⁉
放置すると突然死のリスクを伴うキケンな足のむくみ

足のむくみに悩まされる人は多い

「夕方になると足がむくむ」「履いている靴がきつい」「足が重くだるく感じる」――。

世の中にこういう悩みを抱える人が多くいます。

足がむくむと、朝に履いたときはぴったりだった靴が夕方には窮屈になり、足がワンサイズ大きくなったように感じられます。足の大きさだけでなく、朝のうちはすらっと伸びた美しい足なのに、夕方が近づくにつれてぽってりとむくんで太くなってしまうという悩みを抱える女性も多いものです。

こうしたサイズの変化だけでなく、足の皮膚を触ったときにいつもより感覚が鈍く感じる人や、暑さ寒さなど室温の変化が刺激となってかゆみを感じる人もいます。

このような足のむくみに悩む人は、圧倒的に血流が悪く体が冷えがちな女性に多く見られます。さらに一日中立っている、あるいはずっと座っているような同じ体勢が続く仕事の人は、血流が滞りがちなため、足のむくみに悩まされがちです。

多くの人が悩まされる足のむくみですが、「むくみやすい体質だから」、「一日中デスクワークだから」「立ち仕事だから」という原因を自分なりに分析し、インターネットなどで対策を調べて、足がむくんできたら歩いてみたり、マッサージをしてみたりしてセルフケアをしている人も多いと思います。むくみの原因に挙げられているため「お酒を控えないと」「塩分の摂《と》り過ぎに注意しよう」と生活習慣に気を配る人もいます。それでもむくみは収まらず、仕方ないと諦め、放置してしまっている人が大多数ではないかと思います。

放っておくと危ない足のむくみ

健康・美容機器の製造、販売大手のフジ医療器が2022年に働く女性600人を対象に実施した「足のむくみ調査」では、実に87%の女性が「足のむくみを感じる」「どちらかといえば感じる」と答えています。年代別に見ても20代では88%におよび、50代でも85%と年代に関係なくむくみを感じる女性は多いのです。

しかし、もしも一目見ただけで分かるほどむくみがひどい人がいたら、体になんらかの問題がある可能性が高いと思えるので注意が必要です。自分では足がむくんでいるだけで大したことはないと思っていても、足のむくみには少なからず病気を原因とするむくみがあるのです。むくみの原因になるのは悪性腫瘍（がん）、膠原《こうげん》病、肝硬変、腎不全、心臓の機能低下など場合によっては命の危険を伴う病気がいくつもあります。

また、このような病気にかかっていなくても、血管の中に血栓ができてむくみの原因になっていることもあります。むくんでいるのを自覚しながら放置していると、いずれ血栓が血管の中を通って肺の動脈を塞いでしまい、突然死してしまう、ということもあり得るのがむくみの怖いところです。

さらに、むくみを放置することによって皮膚や脂肪が硬質化して関節が曲がりにくくなったり、皮膚が傷つきやすくなって感染症を起こしたり、皮膚が変色することなどもあり得ます。慢性化してしまったら朝晩関係なく、ずっとむくんで太い足のまま過ごすことにもなりかねません。足を見られることが恥ずかしくなり、スカートや水着のおしゃれも楽しめなくなってしまいます。

誰もが美しく健康な足でいたいはずです。それでも筋肉量や血流、女性ホルモンの関係で男性に比べてむくみが出やすい女性は慣れてしまって、「いつものことだから」と放置する人が多いのです。

むくみに関する知識がなく、「むくむなんて当たり前」「年をとれば仕方がないこと」と済ませてしまっていては、隠れた病気に気づかぬまま放置し、重篤になるまで受診しないような危険につながる場合があることを知っていてほしいと願います。

そもそも「むくみ」とは？

むくみとは、皮下組織に体内の余分な水分が溜まっている状態です。

健康な人の場合、むくみの大きな原因は足の静脈にかかる圧（静脈圧）が高くなることにあります。例えば、海では深く潜れば潜るほど体にかかる水圧は高くなりますが、それと同じことが心臓と足で起きているのです。静脈圧は心臓と足の落差によって生じます。ずっと同じ姿勢を続けていれば体内の血液は重力によって下のほうに溜まり、血管が膨張します。しかし膨張するにも限界があるため、血管は管内の圧力を減らそうと水分を血管の外へ染み出させて排出します。

水分が血管の外へ排出される前に、歩いたりストレッチをしたりして足を動かしていれ

［図１］　むくみのメカニズム

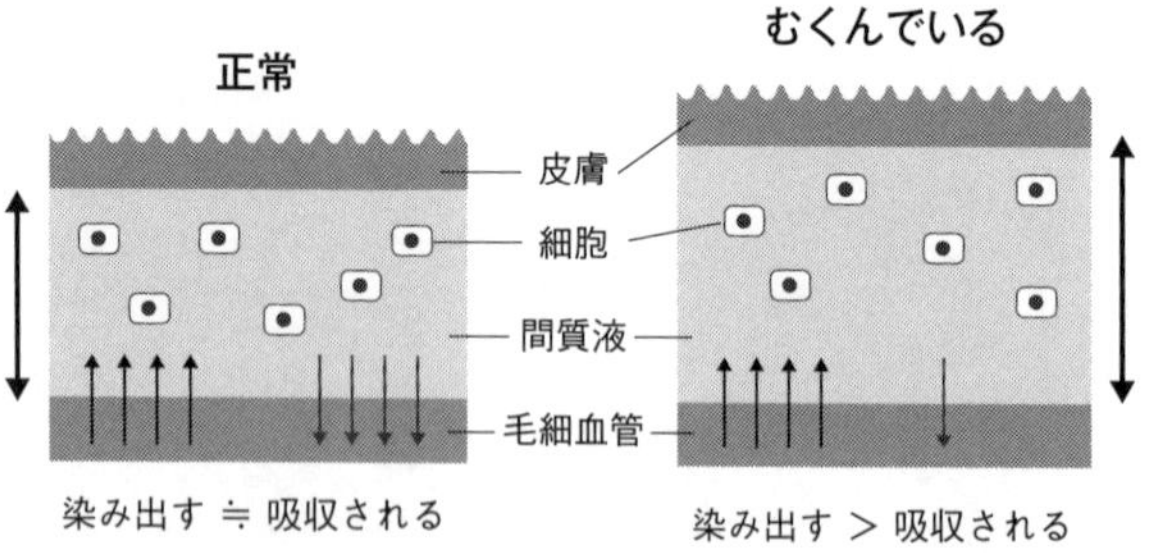

毛細血管から水分などが過剰に染み出て、細胞間を満たす間質（皮下脂肪に存在）が膨らむことでむくみができる。

ば、足の筋肉が血管を収縮させ血液を心臓へ戻してくれます。筋肉がポンプのような役割を果たすのです。

体を動かさず立ちっぱなし、座りっぱなしの人の足がむくみやすいのは、足の筋肉を動かさないためポンプとしての役割を果たせず血液が溜まってしまうからです。その結果、血管から排出された水分が皮下組織に溜まって、むくんでしまうのです。比較的女性にむくみが出やすいのは男性より筋肉が少なく、下半身に全身の７割が集まるという血液を重力に逆らって心臓に送り返すポンプの力が弱いことも一因になっています。

人間の体の大部分は水分でできています。そして、細胞に栄養を送ったり老廃物を体外に排出したりしながら細胞や血管の中を行き来して、体内の水分バランスを保つ働きを担っています。

しかし、そのバランスが崩れると、細胞と細胞の間に余分な水分が溜まってしまいます。バランスが正常である場合、毛細血管から染み出す水分と、毛細血管に吸収される水分の量はほぼ同じですが、バランスが崩れると、毛細血管から染み出す水分量が変わらないまま、毛細血管に吸収される水分量が減るため、細胞と細胞の間が〝水浸し〟になってしまうのです（図1）。

この状態がひどくなると、私たちは自分の足や体、顔が「むくんで」いることに気づきます。ちなみに私たちはよく「むくみ」と言いますが、これは俗称で医学用語では「浮《ふ》腫《しゅ》」と呼ばれています。

足がむくむと、「足が太く見える」「足がだるい」などの自覚症状をもつ人が多いですが、なかには、「むくんでいるように見えるけど、太っただけかもしれない」と考える人もいます。

［図2］　むくみのセルフチェック

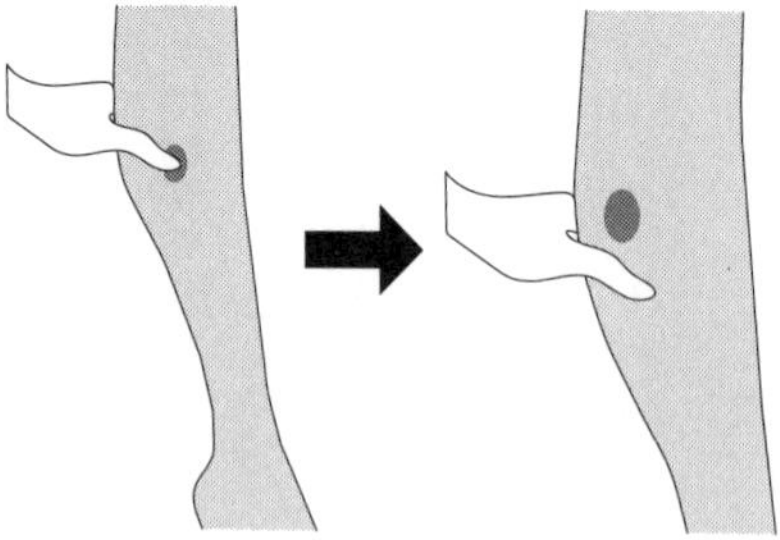

すねを強く押す
へこんだまま戻らない

その場合、図2のように自分の足がむくんでいるのかどうかを確認するセルフチェックがおすすめです。

やり方は簡単で、足のすねを5秒間、指で押さえて離してみるだけです。

指で押した部分が10秒経ってもへこんだままの場合、足がむくんでいる状態だといえます。

また、足の違和感と並行して、次のような症状が出てきた場合は注意が必要です。

・過食などの理由がないのに体重が大きく増加した
・少し動いただけでも息切れや呼吸困難の症状が出る
・足だけでなく、手や顔も腫れぼったく感じるこのような場合は、すねの皮膚が10秒以内に元に戻るかを確認するまでもなく、医療機関を受診すべきです。

足のむくみは一過性の場合と慢性的な場合がある

むくみの種類は、大きく「一過性のむくみ」と「慢性的なむくみ」の2つに分けられます。

一過性のむくみの原因は、基本的に病気が原因ではありません。長時間の立ち仕事や座りっぱなしでいることが原因で、血液が下半身に溜まることでむくんでしまうものです。

同じ姿勢で長い時間過ごして、下半身に滞っている血液を心臓に戻すふくらはぎのポンプ作用が弱くなっているうえ、足の筋肉がこわばって伸縮しにくくなっているので、一度むくむとすぐに元に戻ることはありません。

そのほか、塩分の摂りすぎやアルコールの過剰摂取、睡眠不足、運動不足、生理によるホルモンの変化などが原因で一時的に足がむくんでしまうこともあります。さらに、ストレスが原因となる場合もあります。

ほとんどの場合は、原因となっている生活習慣や日頃の行動を改めて、心身をゆっくりと休めることで改善しますし、軽微なむくみであれば、一晩しっかりと寝ることで翌朝解消することもあります。

ただ、嗜好品や生活習慣が原因の場合は、改善しようと思ってもなかなかうまくいかないこともあります。しかし、お酒や塩分を体がむくむほど摂取したり、睡眠時間を削ってまでゲームをしたりといった生活は、それ自体が褒められたものではないですし、むくみが出る病気以外にも重篤な病気を引き起こす原因ともなり得ます。

そういう人にとっては、足のむくみを自覚できたことは、末永く健康でいるために生活を見直すチャンスとなり得ます。

「早い段階で生活を見直すことができてよかった」と前向きに考えれば、ストレスも感じづらいので、生活を立て直しやすくなるはずです。

一方、慢性的なむくみの場合、一日や二日で治ることはありません。なんらかの病気や食事の偏りによる栄養失調が原因であるため、時間をかけて自分の体と向き合って改善していくことが必要です。

自覚症状がなくても軽く考えず、早急にかかりつけ医や専門医の診断を受けることが大切です。思いもよらない病気が見つかり、場合によっては定期的な通院、もしくは入院や手術が必要となることもあります。

これは足のむくみに限らずどんな症状に関しても言えることですが、原因が分かれば対処法が分かります。

一過性のむくみにしても慢性的なむくみにしても原因は必ずあるので、その原因を知ることが第一です。そして、原因次第で生活習慣の改善や、場合によっては治療を行うことが健康な生活を続けるうえで必要なことです。

なぜ女性に多いのか

一般的に、足がむくんでしまうのは男性に比べて女性が多いです。足のむくみや痛みを訴えて私のクリニックを受診する患者も、大半が30～60代の女性です。

2022年の国民生活基礎調査の概況（厚生労働省）によると「足のむくみやだるさ」の自覚症状をもつ男性は18・4％ですが、女性は43・2％と2・5倍近くにのぼります。

このように男性より女性にむくみが出やすいのにはいくつか原因があります。

一つは男女の筋肉量の差です。女性は男性に比べて筋肉がつきにくく筋肉量が少ない傾向があります。足の静脈から血液を重力に逆らって心臓に送り返すためには足、特にふくらはぎの筋肉がポンプの役割を果たさなければなりません。しかし男性よりふくらはぎの筋肉が少ない女性では、ポンプの力が比較的弱いため血液が滞留しやすくなり、むくみが発症します。

また、女性ホルモンの影響でむくみが出ることも多いです。

女性ホルモンにはエストロゲン（卵胞ホルモン）とプロゲステロン（黄体ホルモン）が

ありますが、月経前後や更年期になるとホルモンバランスが乱れ、それに伴って自律神経も乱れます。自律神経は血流にも密接な関係があり、結果的に血行が悪くなりむくみの原因となるのです。

さらに女性の体は冷えやすいという特徴もあります。月経や妊娠出産がある女性の体は、男性に比べて水分を溜めやすいといわれています。これだけでもむくみが男性より多くなりますが、さらに水分が多い状態は体を冷やすため血管が縮んで血流が悪くなり、むくみを発症することにつながります。

ただ、男性でも2割近い人がむくみを自覚しています。長時間の立ち仕事や長距離運転など、同じ姿勢を長く続けることが原因で男性にもむくみが出るので、油断は禁物です。

「足のむくみ」のセルフチェック

多くの人は、自分の足の状態がこれまでとは違うように感じられても、それほど気に留めていません。

「なんだか最近、足がむくんでいるような気がする……。でも、気のせいに違いない」

「病院に行くほどのことでもない」などと自分の勘違いや思い過ごしと考え、重要なサインととらえず医療機関を受診しなかった結果、むくみの原因となっている病気が発見されたときにはかなり病状が進行していた、ということもあり得ます。

そのため、少しでも違和感を覚えた段階で医療機関を受診することが大切です。

受診した結果、何の異常も認められなかったとしても、自分は心配性だ、余計な病院通いをしてしまったなどと気にすることはありません。自分の健康状態に問題がないことを証明できたのですから、「異常がないと確認できてよかった！」と喜べばいいのです。

足のむくみが気になる、足が重だるいなどと感じる場合には、図3をもとに、自分のむくみの状態がどの程度のものなのか確認してみることをお勧めします。

このチェックリストから推察できるのは、足のむくみの症状として最も分かりやすいものばかりで、朝から晩まで立ちっぱなしで働いた日の夜などには、このような症状が出る人は多いです。少し時間をおいてからチェックすれば消えている症状がある場合もありますので、一過性のむくみだと判断できます。

［図3］　足のむくみの症状チェック

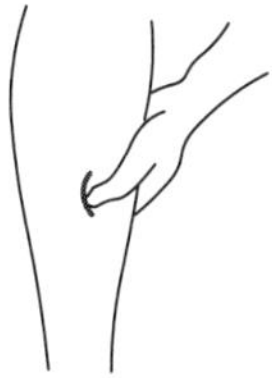

①すねを指で強く押すと、
へこんだ部分がすぐに戻らない

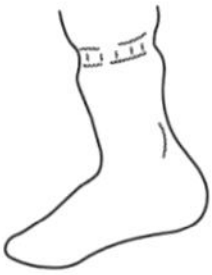

②靴下のゴム痕がなかなか消えない

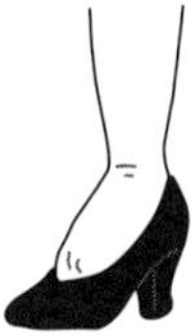

③夕方頃になると、足首より下が
盛り上がり、靴がきついと感じる

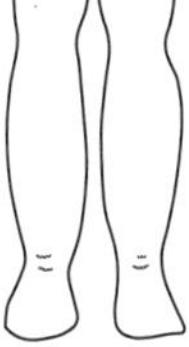

④後ろから見ると足首回りの
アキレス腱がよく見えない

ただ、朝起きてから数時間しか経っていないうちは足がむくむことはほとんどないので、①のチェックは少なくとも夕方以降に行います。ちなみに、もしも朝起きた瞬間から足がむくんでいるというようであれば、チェックを行うまでもなく異常である可能性が高いので、すぐに医療機関を受診するようにします。

通常であれば、むくみの症状が出たとしても、「夕方、仕事が終わって職場を出る頃には靴がきついように感じる」「帰宅後、靴下の痕がなかなか消えない」というように、夕方以降の変化が気になることがほとんどです。

これらの症状は、大病が原因ではない足のむくみの場合にも現れることがあります。例えば、立ち仕事やデスクワークに従事しているなら、夕方になると靴がきつくなったり、足首についたゴムの痕がとれにくくなったりするのは日常茶飯事でしょうし、女性の場合、生理周期に合わせて足のむくみや重さの程度が変わってくることもあります。

また、普段はさほどむくみを実感することがない人でも、長時間の乗り物移動で同じ体勢でいることを余儀なくされれば、どうしても足がむくみます。

そのこと自体は異常なことではないのですが、例えば「日常的に感じる夕方のむくみの

足のむくみの危険度チェック

① 長時間、椅子に座りっぱなしでいることが多い
② 足に冷えを感じる／冷え性である
③ お風呂はシャワーのみで済ませることが多い
④ 脂っこい食事、スナック菓子を好む／肥満である
⑤ 妊娠・出産を経験している
⑥ 運動をする習慣がなく、ぽっちゃり体形である
⑦ 立ち仕事に従事しているなど、一日のなかで立っている時間が長い

度合いが以前より強い」「飛行機で移動した翌日になってもむくみの症状が収まらない」などの場合、決して「そのうち治るだろう」と油断してはいけません。

日常生活や嗜好・体形に関して上の項目のうち当てはまるものがある人は、むくみに対してより注意深くあることが必要といえます。

上の項目のうち一つでも当てはまる項目がある人は、日頃、足のむくみが気になったときに「たかがむくみ」と放置せず、生活を見直して改善していくことが望ましいとされています。

医療機関を受診した結果、リンパ管が傷ついていたり、なんらかの先天性の原因があったりすることで、リンパ液が溜まってむくんでいる「リンパ浮腫」だと診断された場

合でも、生活を改善する努力およびセルフケアを続けていると、むくみが改善される可能性は十分にあるのです。

ただし、症状が重症化してからの対処だと「もっと早く受診すればよかったのに」ということになりかねないので、少しでも早くケアを始めることが望ましいです。そのため、現段階ではなんとなく程度にしか不調を感じていないとしても、「たかがむくみ」と放置することは避けたほうが賢明です。

自覚症状がない「隠れむくみ」とは？

【足のむくみの症状チェック】【足のむくみの危険度チェック】で当てはまる項目がなかったとしても、100%安心とはいえません。なぜかというと、健康状態に問題を抱えている人のなかには、自覚症状がない「隠れむくみ」の人も少なくないためです。

自分が「隠れむくみ」かどうかを判断するためには、次に挙げる項目を自分でチェックしてみることが有効です。

【隠れむくみのセルフチェック】

①ふくらはぎに弾力があるかどうか

健康でむくみのないふくらはぎは、本来、やわらかく弾力があるものです。長距離を歩いたり筋肉痛を患ったりしているわけでもないのに、硬く張っていることが確認できた場合、足がむくんでいるということになります。

②ふくらはぎが冷たくないかどうか

ふくらはぎがひんやりと冷たい場合も、隠れむくみの可能性が高くなります。症状が軽度であったとしても、血行が悪いことは間違いないので、悪化する可能性も高いといえます。

③ふくらはぎの内側がゴリゴリしていないかどうか

ふくらはぎを軽くもんだとき、内側にゴリゴリとした塊があるように感じたり、もむと痛みを感じたりするとしたら、ゴリゴリの正体はむくみだと思ってください。

④アキレス腱やくるぶしがはっきり見えるかどうか

これは、【足のむくみの症状チェック】とも重なる項目ですが、なぜ【隠れむくみのセルフチェック】でも確認してほしい項目として挙げているかというと、足首が太いのは遺伝や肥満のせいだと思い込んでいる人が多いためです。

実際に遺伝や肥満が原因の場合ももちろんありますが、それはどちらかというとまれなパターンです。最も多いのは、リンパの流れが滞っている状態が続いた結果、老廃物や毒素が溜まってむくんでいるケースなのです。

⑤関節の動きがスムーズかどうか

むくみがあると関節の動きが悪くなります。足にむくみがあるかどうかは、足首を回すと分かりやすいと思います。足首をカクカクとした動きでしか回せない人は、足がむくんでいる可能性が高いといえます。

その場合、まずはゆっくりでもいいので、しなやかな動きになるよう意識しながら回します。この訓練を続けていくと、むくみが解消されてスムーズに足首を回せるようになるだけでなく、足全体が軽くなることを実感できます。

むくみを甘く見ず、少しでも異常があれば受診を

むくみはさまざまな原因で発症します。もちろん一過性で問題がないむくみも多いのですが、恐ろしいのは病気を原因としたむくみです。

多くの人は体に異常を感じても、つい「なんていうことはない」と楽観的に考えがちです。病気かもしれない、と悪い想像をしたくないことも理解はできます。同じようにむくみを自覚しても、原因を加齢のせい、食事のせい、寝不足のせいなどと勝手に決めつけて放置してしまう人も多いと思います。しかしむくみを甘くみることなくセルフチェックなどをして状態を把握し、一晩寝てもむくみが治らない、指で押した痕がなかなか元に戻らない、痛みを伴うなどいつもと違う場合はできるだけ早く医療機関に行って診断を受けてほしいと思います。思いもよらない病気が進行している可能性がないとは限らないのです。

［第2章］

心臓・肝臓・腎臓の疾患、下肢静脈瘤、深部静脈血栓症……足のむくみに潜むさまざまな疾患

むくみの原因となる血栓

「以前はむくむことがなかったのに、最近になって急にむくむようになった」「ここのところ、これまでに経験したことがないむくみやだるさを感じる」という場合は、できるだけ早く医療機関を受診することが大切です。

むくみの程度、むくみに伴う症状は人によって異なりますが、そのなかでも特に危険なのが、「血栓」ができているため、むくみが起きているケースです。むくみに加えて強い痛みを伴うこともあります。

血栓とは、さまざまな原因により血管のなかにできてしまう血液の塊のことです。

この血栓が足の静脈にできた場合、血流が妨げられて、足に血液が溜まり、むくみが急に起こります。

血栓がなくても、むくみを放置した結果、血栓ができることもあります。

静脈にできた血栓は、通常、発生した箇所にとどまっていますが、なにかの拍子で血管の壁から剥がれることがあります。

剥がれた血栓は血流に乗って体内を移動します。移動した先の血管で血栓が詰まって血液の流れを止めてしまうと、そこから先の細胞に栄養が行き届かなくなり、細胞が壊死《えし》して機能障害が引き起こされます。さらに、最悪の場合、それが原因で死に至ることもあるのです。

「エコノミークラス症候群」も血栓が引き起こします。飛行機の狭い座席に長時間じっと座っていると、足の血液の流れが滞り血栓ができやすく、立ち上がった拍子に血栓が血流に乗って肺の動脈に詰まり、呼吸困難や動悸《どうき》を引き起こすのです。エコノミークラス症候群は、長距離トラックの運転席など狭いスペースで寝泊まりを続けているような場合にも起こります。重症になると命に関わることがある怖い病気です。

自分自身に思い当たることがあり、足のむくみが気になっている人は自分の足にも血栓ができているのでは、と心配になると思います。

血栓ができているかどうか自己判断することはできませんが、むくんでいる場所の周辺をよく観察し、見た目や体調に次のような症状が見られる場合は、血栓ができている可能性が高いといえます。

・足のむくみの程度がひどい
・足の血管がボコボコ飛び出して見える
・足の血管が浮き出ていて目立つ
・足が急激にだるい、重たいと感じる
・足が強く痛むことがある
・足の皮膚が赤く変色している

ただし、これらの症状が見られない、自分で自覚症状がないからといって、必ずしも血栓ができている可能性がゼロだということはないので、油断は禁物です。

むくみは命に関わる病気のサインの可能性も

自分の足にむくみの症状が出ていることに気付いているものの、医療機関を受診することもなく放置している人は残念ながら一定数います。

そういう人たちはもちろん、自分の足がなぜむくんでいるのかを知らないままということになります。病気が原因で足がむくんでいたとしても、自分が病気だという自覚をもつことはありません。

もちろん、足のむくみがあるすべての人が、なんらかの病気が原因でむくんでいるというわけではなく、単に血行が悪いだけという人もいます。だからといって、自分もそのひとりだと思い込むのは大変危険です。

そのため、足のむくみが気になっているのなら、まずはきちんと医療機関で診断を受けることが重要です。

これまでと同じライフスタイルを送っているのに、急に足がむくむようになったなどの場合は、なんらかの異常が生じていることが考えられます。

足のむくみがひどいのに、医療機関を受診することなく放置していると、むくみの原因となっている病気が悪化して、最悪の場合、死に至る可能性も否めません。

言い換えると、「足のむくみは病気のサイン」です。足のむくみが気になった時点で医療機関を受診することによって、心臓や腎臓、肝臓などの病気の悪化を、未然に防ぐことだってできるのです。

足のむくみを引き起こすさまざまな要因

足のむくみを引き起こしている原因はいくつか考えられます。病気が原因の場合もそうでない場合もありますが、医療機関で診察および検査してもらった結果、なんらかの病気が見つかった場合は、医師の指示に従って治療を進めていくことになります。

また、病気が原因ではなく、生活習慣や食習慣によって足がむくんでいる場合や太り過ぎが原因で全身がむくんでいる場合も、医師による生活指導などを受けるのが望ましいです。今はまだ病気を発症していなくても、心身の健康を阻害する生活習慣や食習慣を改善しないままでは、近い将来、病気を発症してしまう可能性が高いからです。

診察や検査の結果、見つかる可能性がある病気にはさまざまなものがあります。むくみの原因が足そのものに異常がある場合もあれば、足以外の部位の病気がもととなっている場合もあります。いずれの場合も、病気の治療を進めることで、足のむくみの改善も目指すことになります。

足のむくみの原因となる「足以外の病気」とは？

足のむくみの原因となる病気のうち、足以外の病気については以下のようなさまざまな病気が考えられます。

●心臓の病気

心臓は、全身に血液を送る役目を担っています。そのため、心臓の機能が低下すると、体の各部位に不具合が起こります。

腎臓に流れる血液の量が少なくなると、尿を作る働きが落ちますが、尿がきちんと作られないと体内に水分が貯留することになるため、全身にむくみの症状が出ます。

心臓の病気は、心不全、冠動脈疾患、心臓弁膜症、心筋症、不整脈などいくつかありますが、そのうち足のむくみと因果関係があるのは心不全です。ただし、冠動脈疾患や心臓弁膜症、心筋症、不整脈などは心不全の原因となることがあります。

心不全については、日本循環器学会と日本心不全学会が2017年に、「心臓が悪いために息切れやむくみが起こり、（治療しないと）だんだん悪くなり、命を縮める病気」と定義づけて発表しています。

心不全を原因とする足のむくみの特徴として、指で押したときに指の痕がつく「圧痕《あっこん》性浮腫」が挙げられます。また、片足だけむくむということはなく、両足ともにむくみの症状が出ます。腕や足の細胞と細胞の間の部分（間質）に水分が貯留しており、指などで10秒程度圧迫したあとに40秒経っても圧痕が残る浮腫を「圧痕性浮腫」と定義しています。

息切れの症状は、病気が進行するほどひどくなります。初期の頃は、坂道や階段を上がると息が切れるといった程度ですが、徐々に、近くのコンビニエンスストアに行くのにも息切れするようになり、さらに悪化すると、自宅内のトイレに行くだけでも息切れしたり、安静時にまで息が切れたりするようになります。

そのため、足のむくみと同様に息切れの症状も気になっている場合は、まず心不全が疑われます。また、足以外にまぶたがむくむことも代表的な症状です。

心不全の主な症状
・足がむくむ ・まぶたがむくむ ・息切れ、動悸 ・だるい、疲れやすい ・体重増加 ・腹部肥満 ・呼吸が苦しく、横になって眠れない「起坐呼吸」

心不全だと診断されたら、まず、酸素投与や薬によって症状を安定させます。また、心不全の原因となる病気は複数あるため、原因を探り、その治療を進めていくことになります。場合によっては、外科的手術やカテーテル治療、ペースメーカー治療が必要なこともあります。

心不全を患っている場合、水分や塩分の摂り過ぎは絶対に避けるべきなので、食生活を含めた生活指導も行うことになります。心不全であるのに水分や塩分を過剰に摂取していると、足のむくみもますますひどくなってしまいます。

●肝臓の病気

肝臓の病気で腹部に水が溜まると、膝下がむくんで、押すとへこむようになります。

肝臓の病気といってもさまざまで、具体的には肝臓がん、肝硬変、肝炎、脂肪肝などが挙げられます。

このうち、肝硬変、肝炎、脂肪肝は、放置していると肝臓がんに進展する恐れがあります。そのほか、C型肝炎ウイルス（HCV）、B型肝炎ウイルス（HBV）、アルコール性肝炎、非アルコール性脂肪性肝炎（NASH）、糖尿病、代謝性疾患（ウィルソン病、家族性肝内胆汁うっ滞など）なども肝臓がんの要因となり得ます。

また、運動不足や肥満は脂肪肝の発症リスクを高めるため、肝臓がんを防ぐためにも日頃から肥満を予防するために体を動かすことがとても大切です。

B型慢性肝炎やC型慢性肝炎、脂肪性肝炎は、肝硬変の原因となります。

肝臓の病気になるとなぜ足がむくむかというと、肝臓の細胞がつくっている「アルブミン」の血中濃度が低下するためです。

アルブミンは血管内部に存在する細胞で、水を内部に留め置く役割を担っていますが、アルブミンの血中濃度が低下すると、水が血管の外に漏れ出て、肝臓や消化管の周りに溜まりやすくなります。これによって腹部が膨れた状態が、「腹水」が溜まっている状態です。腹水が溜まると膝下もむくみやすくなるのです。

さらに、肝硬変などで肝臓が硬くなると、肝臓に流れ込む血管の血圧が高くなり、肝臓や消化管の細い血管から水が漏れやすくなります。これも腹水の原因となります。

肝臓の病気が進行して引き起こす、肝硬変や肝臓がんは肝臓の病気のなかでも最も命に関わる病気といえます。

しかも、一度肝硬変になると二度と治ることがありません。発症した場合、進行を遅らせるための治療を行うほかないのです。

そこからさらに悪化して肝臓がんになると、おなかが張ったり痛くなったりするほか、おなかのなかで出血が起きたり、突発的な激痛に襲われたりすることがあります。

しかし、初期の段階は自覚症状がほとんどないことが多いので、気付かないうちに進行してしまうケースが多いのが実情です。

次のページの項目に一つでも当てはまる場合、当てはまらない人と比べて、肝硬変や肝臓がんのリスクが高いといえます。

肝臓に異常がある場合、足のむくみ以外の症状も併発することがあるので、チェックリストのなかに思い当たる症状があるなら、早めに医療機関を受診することが必要です。

肝硬変や肝臓がんの主な症状
・健康診断などで肝機能異常を指摘されたことがある
・定期的な健康診断を受けていない
・血のつながっている家族に肝臓の病気を患っている人がいる
・B型肝炎、C型肝炎の検査を受けたことがない
・臓器移植、輸血を受けたことがある
・鍼治療を受けたことがある
・ボディピアス、入れ墨を入れている
・透析を受けている
・肥満気味
・アルコールの摂取量が多い
・白目に黄疸《おうだん》の症状が出ている
・黄疸症状のひとつとして、体にかゆみが出ている
・ケガをしたときなどに血が止まりにくい
・足がむくむ
・おなかが張る
・右のあばら骨のあたりに痛みを感じることがある

●腎臓の病気

急性腎炎、慢性腎炎、ネフローゼ症候群、腎不全、急性糸球体腎炎などの腎臓病を罹患《りかん》すると複数の症状が発症しますが、そのなかで最も初期に現れる症状が、足や手、顔のむくみです。

腎臓は、体内の老廃物や過剰に摂取した塩分や水分を体外に排泄して、体液を一定に保つ役割を担っていますが、血液から、体にとって不要なものを濾《ろ》過する腎臓の糸球体に障害が起こると、網の目が詰まって濾過機能が落ちます。その結果として、体内に余分な水分や塩分が溜まることから、足や

［図４］　腎臓の濾過の仕組み

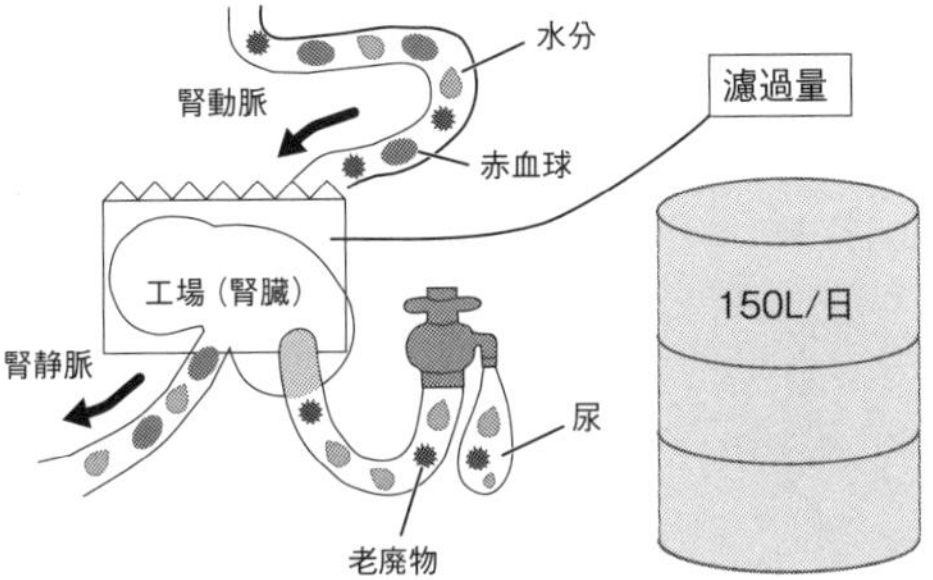

腎臓では、血液から老廃物や毒素を濾過して取り除き、きれいにします。余分な水分も一緒に取り除きます

腎臓が一日に濾過する血液の量は150Lといわれており大型のドラム缶1本分に相当します

手、顔がむくむのです（図４）。

腎臓病を発症した場合、特にむくみやすいのは足と顔です。

足の甲が腫れて靴がきつく感じられる場合が多いですし、すねや足の甲を指で押すと、押した部分がくぼんでなかなか元に戻りません。

顔のむくみが分かりやすいのは、朝、目覚めたときです。鏡を見て、目の周りが腫れぼったく目元の小じわがいつもより目立たないと感じるなら、顔がむくんでいる可能性が高いです。前日に飲み過ぎたなどの理由もなくむくんでいる場合や毎朝むくんでいる場合は、早めに医療機関を受診すべきです。

そのほか、腰や背中、陰部などがむくむこともあるほか、体液が過剰になってくると胸水で呼吸困難が引き起こされたり、腹水でおなかが張ったりすることがあります。

むくみ以外の症状では、尿量の低下や夜間尿、頻尿、血尿など排尿機能にトラブルが起きやすいほか、貧血、だるさ、皮膚のかゆみなどの症状が出ることもあります。

また、心血管疾患（ＣＶＤ）、骨ミネラル代謝異常などを引き起こすこともあります。

腎臓病の治療法は病気の種類や程度によっても異なりますが、体内に溜まっている水分や塩分を排出するために、薬物療法に加えて、血液透析や腹膜透析、腎臓移植などを行わなければならない場合もあります。また、多くの場合、体内に余分な水分や塩分が蓄積しないよう、食事療法も行うことになります。

●内分泌性疾患（甲状腺機能低下症）

甲状腺は、のどぼとけのすぐ下にある、蝶のような形をした臓器です（図5）。約10～20gの小さな臓器ですが、全身の新陳代謝を促進する「甲状腺ホルモン」を分泌するという大切な役割を担っています。

［図5］　甲状腺の位置

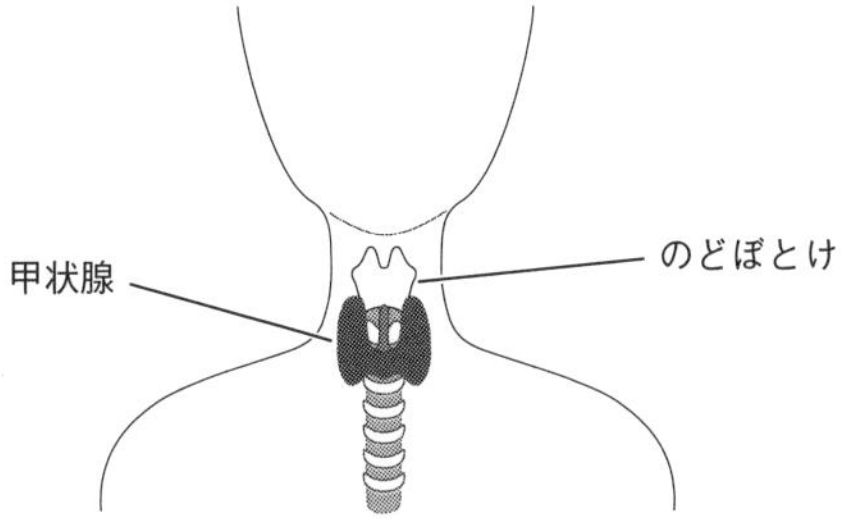

出典：あすか製薬「女性のための健康ラボ Mint +」を基に作成

甲状腺ホルモンの分泌量は、過剰であっても不足していても体に悪い影響をおよぼします。分泌量が過剰だと「甲状腺機能亢進症」または「甲状腺中毒症」という病名がつきます。一方、分泌量が足りない場合、「甲状腺機能低下症」と診断されます。

このうち、足のむくみと関係しているのは「甲状腺機能低下症」です。なぜ、甲状腺機能低下症になると足のむくみが出やすくなるかというと、新陳代謝を促す「甲状腺ホルモン」が不足することから、体内の水分もうまく排泄されにくくなるからです。

甲状腺機能低下症になると、足だけでなく全身がむくみやすくなります。

また、新陳代謝を活性化するホルモンが不足することから、「疲れやすい」「人より寒さを感じやすい」

「体重が増加しやすい」「皮膚が乾燥しやすい」「髪の毛が抜けやすい」「筋力が低下する」「生理不順になりやすい」「気力が出ない」などの症状を併発することもあります。

これらの症状のうち当てはまるものが多い場合は、甲状腺機能低下症の疑いがあるので、甲状腺科を受診することをお勧めします。甲状腺機能低下症は、基本的に、甲状腺ホルモン剤を内服することで症状を抑えることができます。甲状腺ホルモンの不足が原因で足がむくんでいる場合、内服薬の利用によって症状を抑えることができます。

●貧血

貧血とは、血液中の赤血球に含まれるヘモグロビンという物質が少なくなった状態をいいます（図6）。

体の隅々に酸素を運ぶ役割を果たしているヘモグロビンが少なくなると、めまいや立ちくらみ、息切れ、動悸、倦怠感《けんたい》をはじめとするさまざまな不調が生じます。また、むくみの症状も出やすくなります。

なぜ、組織や臓器への酸素供給量が少なくなると体がむくむかというと、まず、体が酸

［図6］　正常時と貧血時の血管の様子

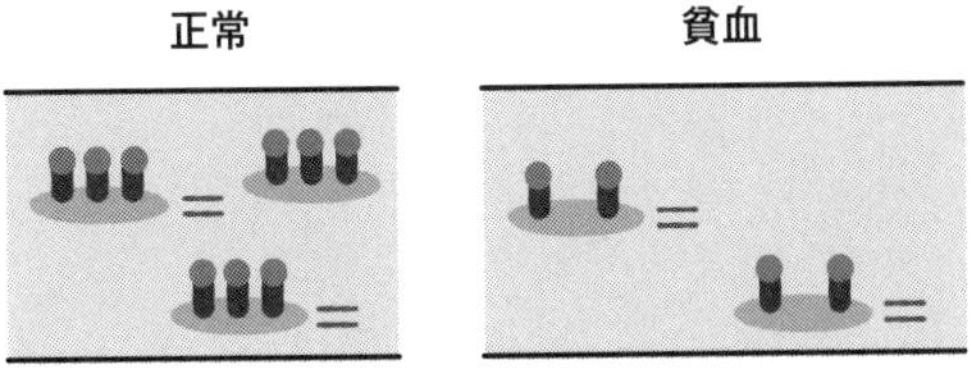

貧血だと、運ばれる酸素の量が少なくなる。

● 酸素　▮ヘモグロビン　⬭ 赤血球

出典：あすか製薬「女性のための健康ラボ Mint +」を基に作成

欠を感知すると、血管を拡張させて心拍数を上げて、循環血漿《けっしょう》量を増やす代償機構が働きます。そうすることで各所への酸素供給量をキープして、組織や内臓の危機を回避しているのです。

この代償機構が働くと、静脈圧が上昇して、末梢毛細血管内の水分を組織へと押し戻す力が強くなります。すると、組織に流れてきた間質液が末梢毛細血管内に戻れなくなるため、間質液が増加して体がむくむというわけです。

では、貧血が原因で足がむくんでいる場合、鉄分を摂取するなどして貧血を治せばむくみが解消するかというと、そう簡単にはいかない場合があります。

なぜかというと、悪性腫瘍や腎疾患、内分泌疾患、肝疾患、骨髄の病気、赤血球の破壊などが原因で貧血の症状が出ていることも考えられるためです。

そのため、足のむくみを含む貧血に起因する症状に悩まされている場合は、大きな病気が隠れていないかをしっかり検査することをおすすめします。

●リンパ浮腫

リンパ浮腫になると、足や腕にむくみの症状が出ます。

私たちの体に張り巡らされている「リンパ管」のなかには、リンパ球やタンパク質、老廃物などが流れていますが、なんらかの理由でリンパ管やリンパ節に障害が生じると、リンパ液が流れることができなくなり貯留されるため、足や腕がむくみます（図7）。

リンパ浮腫の原因は「原発性」と「続発性」の大きく2つに分けられます。

「原発性」は、もともとリンパ管の機能が弱いために生じるパターンです。「続発性」は、乳がんや子宮がん、卵巣がん、前立腺がんといった悪性腫瘍にかかってリンパ節を切除したり、放射線治療によってリンパの通り道がダメージを受けたりした結果、浮腫が生じるパターンです。

［図７］　リンパ管の役割

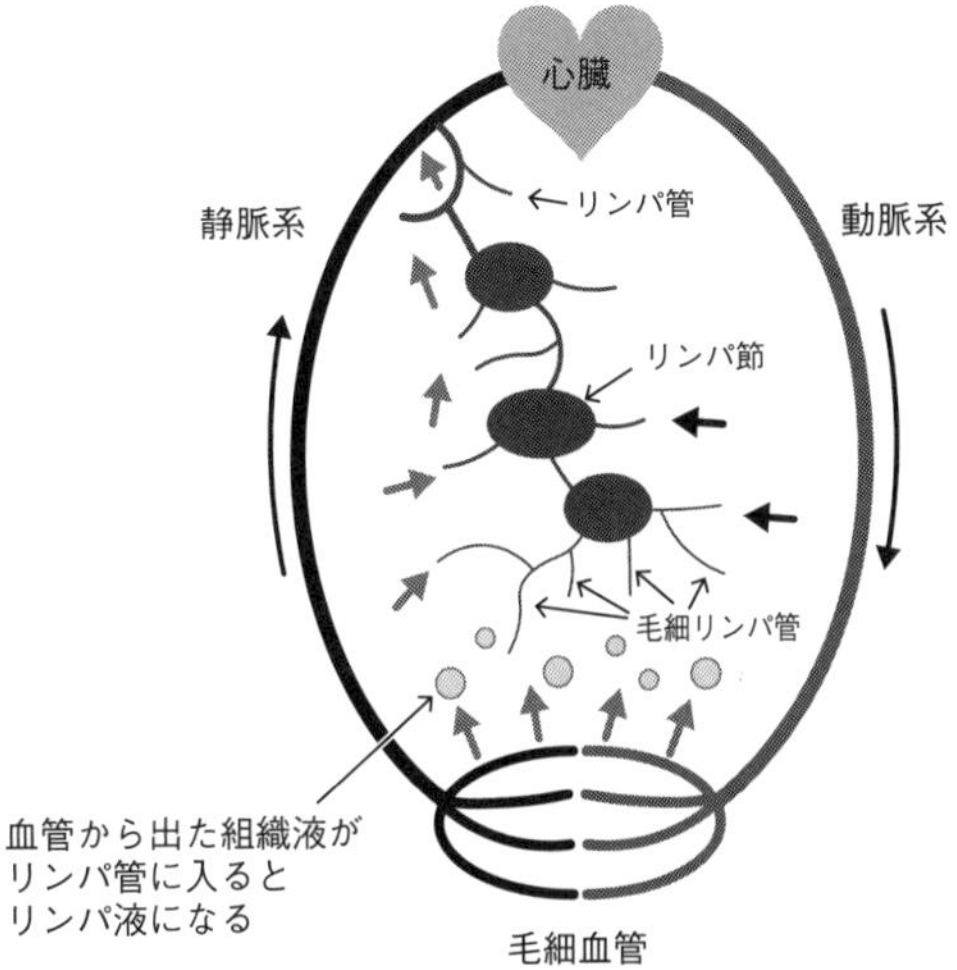

出典：ノーベルファーマ「リンパ管の役割や発生について」を基に作成

リンパ浮腫の9割以上が続発性であるため、悪性腫瘍でリンパ節を切除したり、放射線治療を受けたりした場合は用心深く体と付き合っていく必要がありますが、発症時期は人それぞれで、手術から10年以上を経過して発症することもあります。

リンパ浮腫が原因で足や手がむくむ場合、片足のみ、片腕のみにむくみが見られます。

そのほか、足や腕がだるい、重たい、皮膚が硬くなる・厚くなる、押すと皮膚がへこむ、多毛になるなどの症状が出る場合もあります。また、発熱を伴う炎症を起こすこともあります。

手足がむくんで血管が見えにくくなってきた場合や、手足を動かすときに違和感を覚える場合も、リンパ浮腫の疑いがあるといえます。

リンパ浮腫を完全に治す方法はありませんが、治療によって症状の悪化を抑えることはできます。軽度である場合、弾性ストッキングの着用や、用手的リンパドレナージでリンパ液を適切な場所に誘導することによってむくみを防ぎます。また、皮膚の硬化を防ぐためにスキンケアも欠かせません。

むくみの度合いによっては、静脈とリンパ管をつなぐ外科的手術を勧められることもあります。ただし、外科的手術を受けても完治することはないため、術後も治療を続ける必要があります。

足のむくみの原因となる「足のみに症状が現れやすい病気」とは？

足のむくみの原因となる病気のうち、足のみに症状が現れやすい病気があります。

まずは急激な痛み症状を伴う病気で最も危険な病気から説明します。「深部静脈血栓症」

と「肺塞栓症」という連続した病気を合わせて静脈血栓塞栓症と呼ばれています。英語表記だと「Venous Thromboembolism」であることから、「VTE」という略称で表されます。近年発症率が増加し、時に致命的な疾患です。

●深部静脈血栓症

深部静脈血栓症とは、足から心臓へと血液を戻す役割を果たしている足の静脈に、血栓(血の塊)ができて詰まってしまう病気です。英語表記だと「Deep Vein Thrombosis」であることから、頭文字をとって「DVT」と表されることがあります。

深部静脈血栓症を発症する原因は、大きく以下の3つに分けられます。

①静脈の内壁損傷

足や腕のケガ、手術、炎症、閉塞性血栓血管炎などが原因で、静脈の内壁が傷つくことがあります。また、血栓そのものによって傷つくこともあります。

②血液が凝固しやすくなっている

経口避妊薬、エストロゲン療法薬、エストロゲンと似た作用を持つ薬などを使うと、血液が固まりやすくなる場合があります。また、血液凝固障害やがんなどの病気が原因で、血液が凝固しやすくなることもあります。そのほか、出産後、手術後、脱水などが原因で血液の凝固が促進されることもあります。

③血液速度の低下

長期間にわたってベッドで安静にしていたり、脳卒中やケガなどでこれまでどおり足を動かせなくなっていたりすると、ふくらはぎの筋肉が十分に収縮しないため、血液を心臓へ送り返すことができず、血流が遅くなります。また、骨盤や股関節、膝関節の手術を行ったあとも、血液の流れるスピードが遅くなることがあります。もしくは、健康状態に何も問題がない人でも、長距離ドライブや飛行機旅行などで長時間体を動かすことができないと、深部静脈血栓症になることがあります。

いずれの原因の場合も、深部静脈血栓症になると、次のような合併症を引き起こす恐れがあります。

①肺塞栓症

深部静脈にできた血栓が剥がれ落ちて、血管の中を流れ肺にまで移動することがあります。肺にまで流れついた血栓が、肺の一部の血流を遮断している状態を「肺塞栓症」といいますが、血栓の大きさによっては死の危険が伴います。

②慢性静脈不全症

一部の血栓は「瘢痕《はんこん》（傷痕）組織」になって治ることがありますが、瘢痕組織そのものが静脈の弁を損傷することもあります。静脈の弁が損傷している状態を「慢性静脈不全症」もしくは「静脈炎症症候群」と呼びます。慢性静脈不全症になると、足首、もしくは膝から下の部分がむくみ、皮膚がウロコ状になってかさつきます。

③虚血（血流不足）

非常に大きな血栓があることが原因で足がむくむと、足の血流が遮断される場合があります。そうなると、足全体が青白くなり、激痛が走ります。これを「虚血」といいます。虚血になって血流が回復されないと、壊疽《えそ》が起こる可能性があるので注意が必要です。

肺塞栓症になると、胸の痛みや息切れといった症状が出る場合がありますが、深部静脈血栓症のみの時点では、足のむくみをはじめとする次ページの表のような症状になります。

深部静脈血栓症になった場合、肺塞栓症を併発することが最も危険なため、肺塞栓症の予防を目的とした治療を行うことになります。

治療には、抗凝固薬や血栓溶解薬、下大静脈フィルターなどが使われます。手術で血栓を直接取り除くこともあります。

抗凝固薬、血栓溶解薬は、名前のとおり、血液の凝固を防ぐ薬で、できてしまった血栓を溶解する薬です。

深部静脈血栓症になった場合、基本的に抗凝固療法が行われることになりますが、抗凝

深部静脈血栓症の主な症状
・足、足首、太もものむくみ ・むくんでいる箇所の痛み、熱感、圧痛

固薬を使って血が固まりにくくなると、過度に出血することがあるので注意が必要です。

例えば、心臓発作、脳卒中、消化管からの出血などがある場合は、抗凝固薬の使用に耐えられない可能性があります。また、抗凝固薬の使用によって重篤な副作用が生じた場合や、抗凝固薬によって新たな血栓の形成を予防できなかった場合などには、心臓と深部静脈血栓症の患部のあいだにある太い静脈（下大静脈）に「下大静脈フィルター」を留置する治療法が試みられる場合があります。

下大静脈フィルターは傘の骨組みのような形状で、足側から流れてきた血栓を心臓に入る前にとらえる役割を果たしますが、このフィルターがあっても血液は問題なく流れることができます。また、フィルターにとらえられた血栓は自然に溶解する場合もあります（図8）。

［図８］　塞栓と下大静脈フィルター

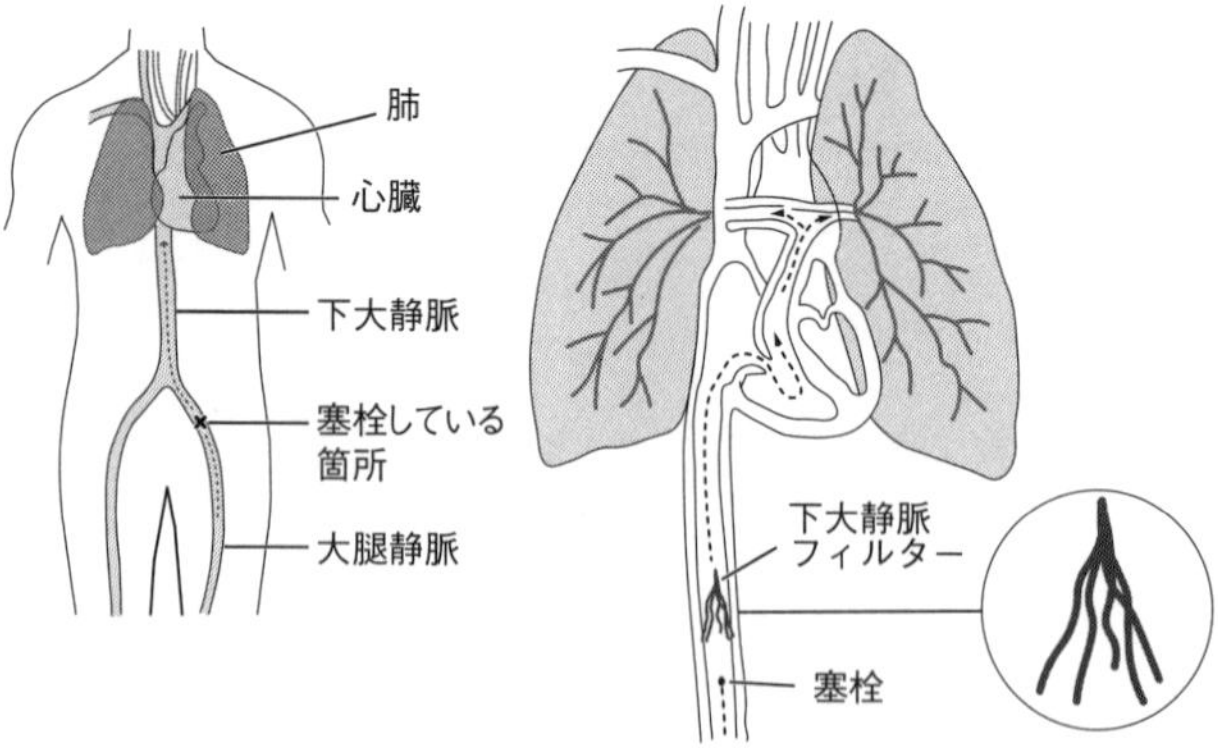

出典：MSD マニュアル家庭版を基に作成

●閉塞性動脈硬化症

閉塞性動脈硬化症は、主に足や手の末梢動脈に生じる動脈硬化です。「末梢動脈疾患」と呼ばれることもあります。足の血管が詰まり、足の血の巡りが悪くなることから、足がむくむことがあります。

閉塞性動脈硬化症の症状は、大きく４つの段階に分けることができます。

【閉塞性動脈硬化症の重症度の分類】

Ⅰ度：無症状

この段階ではほとんど症状がありませんが、場合によっては、しびれや冷感の症状を覚えることもあります。
Ⅱ度：間欠性跛行《かんけつせいはこう》
間欠性跛行とは、「一定の距離を歩くと、足が痛くて歩けなくなるが、しばらく休むとまた歩けるようになる」といった状態です。
この頃になると、自分のペースで日常生活を送ることはできますが、旅行やゴルフなどでほかの人のペースに合わせようとすると無理がたたる場合があります。
Ⅲ度：安静時痛
横になって安静にしていても患部が痛みます。痛みのほか、むくみなどの症状にも悩まされます。
Ⅳ度：潰瘍・壊死
皮膚や筋肉の血流が不足している状態です。小さな傷などをきっかけに皮膚がじくじくしたり、足先が腐って変色したりします。

閉塞性動脈硬化症の患者の多くは50歳以上の男性で、肥満や高血圧、糖尿病、喫煙などが原因とされています。閉塞性動脈硬化症だと診断された場合、症状が軽度であれば薬物療法や運動指導で経過観察することになります。薬物療法や運動療法を続けても患部の痛みや違和感が解消されない場合や症状が悪化した場合は、血管内治療の「カテーテル治療」、もしくは外科的処置として「バイパス手術」などを行うことになります。

●蜂窩織炎《ほうかしきえん》

蜂窩織炎は、皮膚とその直下の組織に細菌が感染して、炎症が起きる病気です。蜂巣炎《ほうそうえん》と呼ばれることもあります。蜂窩織炎の原因はさまざまですが、ごくありふれた細菌が原因になりやすいので、常に清潔を保つよう心がけることが予防になります。例えば、アトピーや水虫などの皮膚疾患がある人は蜂窩織炎にかかりやすいですし、抗がん剤治療中、もしくは糖尿病や腎臓病の治療のために透析中などで免疫が落ちている人も注意が必要です。

また、健康な人であっても、例えば動物にかまれたり引っ掛かれたりすると、傷口から細菌が侵入して蜂窩織炎を引き起こすことがありますし、やけどしたことで皮膚のバリア機能が落ちて感染してしまうこともあります。そのため、少しの傷でも油断することなく必要に応じて医療機関を受診して、細菌の侵入を防いだり、傷の悪化を防いだりといった努力を欠いてはいけません。さらには、日頃から手足などがむくみやすい人も蜂窩織炎に罹患しやすいとされているので、体の代謝を良くすることで、むくみにくい健康な状態をキープするよう心がけることも大切です。

蜂窩織炎が発症する部位は足や手とは限りませんが、下肢に発症することは多く、特に足のすねや甲に発生することが多いとされています。ただし、同時に複数の部位に発症することはほとんどありません。

蜂窩織炎を発症すると、発症した部分の皮膚が赤く腫れて、虫に刺されたかのような細かいブツブツが目立ちます。赤く腫れてブツブツになっている部分が、熱を帯びていることもあります。さらに、患部に触れると痛みを感じることもあります。また、発熱したり悪寒を感じたり、頭痛、だるさ、関節の痛みといった症状を併発したりすることもあります。

感染初期に現れる皮膚の痛みや赤みは、細菌に感染したことと、体の免疫機能がその細菌を退治しようとすることによって生じるものですが、場合によっては、蜂窩織炎の症状が出ている周辺のリンパ節が腫れていることで、リンパ節に触れて痛みを覚えることもあります。

蜂窩織炎にかかった場合、抗菌薬を用いて治療する必要があります。

症状が軽度であれば、飲み薬の抗菌薬で治療します。決められた期間飲み続けることによって、皮膚の腫れや赤みが引いていきますが、途中で中断すると完治しにくくなるので、医師の指示をきちんと守ることが肝要です。症状が重度であれば点滴で抗菌薬を投与することが必要となるため、入院することになります。点滴によって状態が安定してきたら、飲み薬の抗菌薬に切り替えることもあります。また、安静にすることや、患部を冷やすことも治療のサポートとなります。

足に蜂窩織炎が発症して足がむくんでいる場合、足の下にクッションなどを入れて高くした状態で体を休めることも有効です。

近年、増加している下肢静脈瘤の患者

むくみの原因となる病気で、近年増加しているのが下肢静脈瘤です。私のクリニックにも下肢静脈瘤の治療に訪れる人が増えています。下肢静脈瘤になると、足の皮膚に近い血管（静脈）が太くコブのようにぼこぼこと浮き出てきたり、浮き上がった血管がクモの巣や網の目のように見えたりします。これは見た目を損ない、足を露出するのがためらわれるほどです。

そもそも体内には静脈と動脈の2つの血管があります。心臓は鼓動を打つことで血液を心臓から体のすみずみに送り出しますが、このときに使われる血管を動脈といいます。動脈を通って運ばれた血液中の酸素は体中の細胞に運ばれ、酸素を届けたあとは、代わりに二酸化炭素を回収して心臓に戻ります。このとき心臓に戻るために通る血管を静脈といいます。

下肢静脈瘤になると、静脈のほうが膨らんでコブのように見えるのです。

なぜこのようになるかというと、足から血液を心臓に戻すとき、立った状態では重力に

［図９］　下肢静脈瘤ができるプロセス

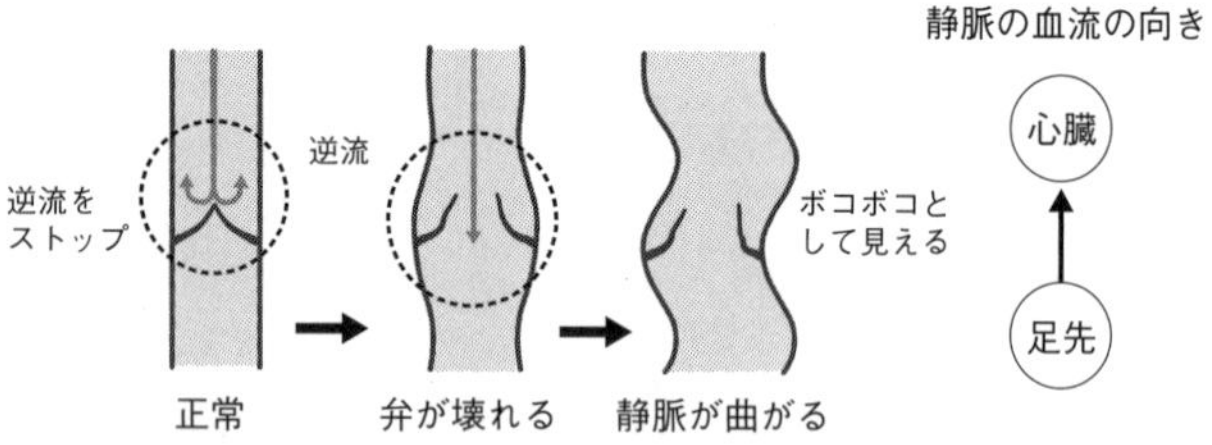

出典：日経 Gooday「下肢静脈瘤のメカニズム」を基に作成

逆らって血液を心臓のある上の方に送ることになります。重量に逆らうわけですから、体には当然負荷がかかります。そのため、血液が逆流しないように人間の体は血管内に「弁」を備えています。この弁が壊れてきちんと閉まらなくなると、体の下流の静脈に血液が溜まってしまうというわけです（図９）。弁が壊れた結果、静脈のなかに溜まる血液は、体を巡って老廃物を含んだ汚れた血液なので、血液が溜まってむくんだ部分にはだるさが感じられることがあるのです。

次のページの表に挙げた症状のうちいくつか当てはまるものがある場合、下肢静脈瘤の可能性が高いといえます。

静脈内の弁が壊れる原因としては、遺伝や長時間の立ち仕事、妊娠・出産などがあります。下肢静脈瘤は基本的には良性の病気であるため、むくみやだるさ、痛みなどの症

下肢静脈瘤の主な症状

・足がむくむ
・足がだるい、重たい、疲れやすい
・足の血管が浮き出て目立つ
・浮き出た血管に熱感がある、ピリピリする
・就寝中や明け方に足がつることがある
・ふくらはぎに湿疹ができるようになった
・くるぶしのうえが茶色くくすんでいる
・くるぶしに潰瘍ができている

状が軽度であれば、医療機関で治療しなくても問題はありません。「長時間の立ち仕事を避ける」「休憩時間に足を上げて休むようにする」「弾性ストッキングを使用する」などのセルフケアでも改善が見られる場合があります。

ただし最近は、浮き出た血管やむくみなど見た目がよくないという理由から気にする人が増加傾向にあります。万が一悪化した場合は、皮膚が硬くなる「皮膚硬結」、静脈に炎症が起きる「血栓性静脈炎」、皮膚がえぐれる「皮膚潰瘍」などを発症することがあるので、その場合には外科的手術を行うことになります。

外科的手術には、大伏在静脈《だいふくざいじょうみゃく》、小伏在静脈《しょうふくざいじょうみゃく》を焼き切ることで逆流を防ぐ「血管内焼灼《しょうしゃく》術（レーザー治療）」、最新の治療としては医療用の接着剤を用いて大伏在静

脈、小伏在静脈を詰めてしまう「血管内塞栓術（グルー治療）」があります。そのほかにも弁が働かなくなった静脈を除去する「ストリッピング術」、問題がある血管を縛ることで血流の流れを止める「高位結紮術《こういけっさつじゅつ》」などがあります。小さい血管に硬化剤を用いて塞栓する「硬化療法」という治療もあります。私のクリニックではすべての治療に対応しております。

一般的に下肢静脈瘤は年配の人の病気だと思われがちですが、若い人でも罹患することがあり油断できない病気です。下肢静脈瘤になりやすい職業として販売員、美容師、調理師、飲食業、看護師などが挙げられます。このほかにも、普段から運動不足や肥満で血行の悪い人は発症する可能性が高いといえます。

また、足を酷使することも下肢静脈瘤を引き起こす要因となります。例えば、テニス、サッカー、ダンスなど足を激しく使ったり、足を強く踏み込んだりするような競技やスポーツは、足の血流量が増えすぎて静脈にかかる圧力を高めます。その結果、血流を滞らせて下肢静脈瘤の原因となるのです。スポーツが原因となる場合は、若いうちに発症するケースもあります。

つまり、下肢静脈瘤は女性に多い病気ですが、職業や趣味、食事など生活習慣によっては男性も発症するということです。男性の場合、見た目をあまり気にしない人が多く、受診が遅れる傾向があります。下肢静脈瘤は年齢、性別に関係なく発症し、見た目も損なってしまうやっかいな病気なのです。

［第3章］

足のむくみに気づいたら？
下肢静脈瘤のセルフチェックと
病院での検査方法

下肢静脈瘤のセルフチェック

足のむくみのチェックと同様に、定期的に行うことが望ましいのが、下肢静脈瘤の症状チェックです。足の血管が膨れて、コブのような見た目になる下肢静脈瘤は、見た目に特徴があるため、自分でも気づきやすい病気です。

ただし、下肢静脈瘤だと思われる症状が出ていたとしても、100％下肢静脈瘤であるとは限らないので、正しい病名を知るためには医療機関を受診するほかありません。まずは、次のチェック項目について自分自身で確認してみて、気になる点がある場合は医師に相談することをお勧めします。

下肢静脈瘤は、病名のとおり、静脈がある場所に出る症状です。次に挙げる6カ所が、足に存在する静脈のチェックポイントとなるので、後ろ姿は鏡で確認するか、もしくは家族に確認してもらうなどして、一つひとつチェックしていくことが大切です。図10のチェック項目のうち当てはまるものが多い人は、下肢静脈瘤ができる可能性が高いといえるので注意が必要です。

［図10］ 下肢静脈瘤のセルフチェック

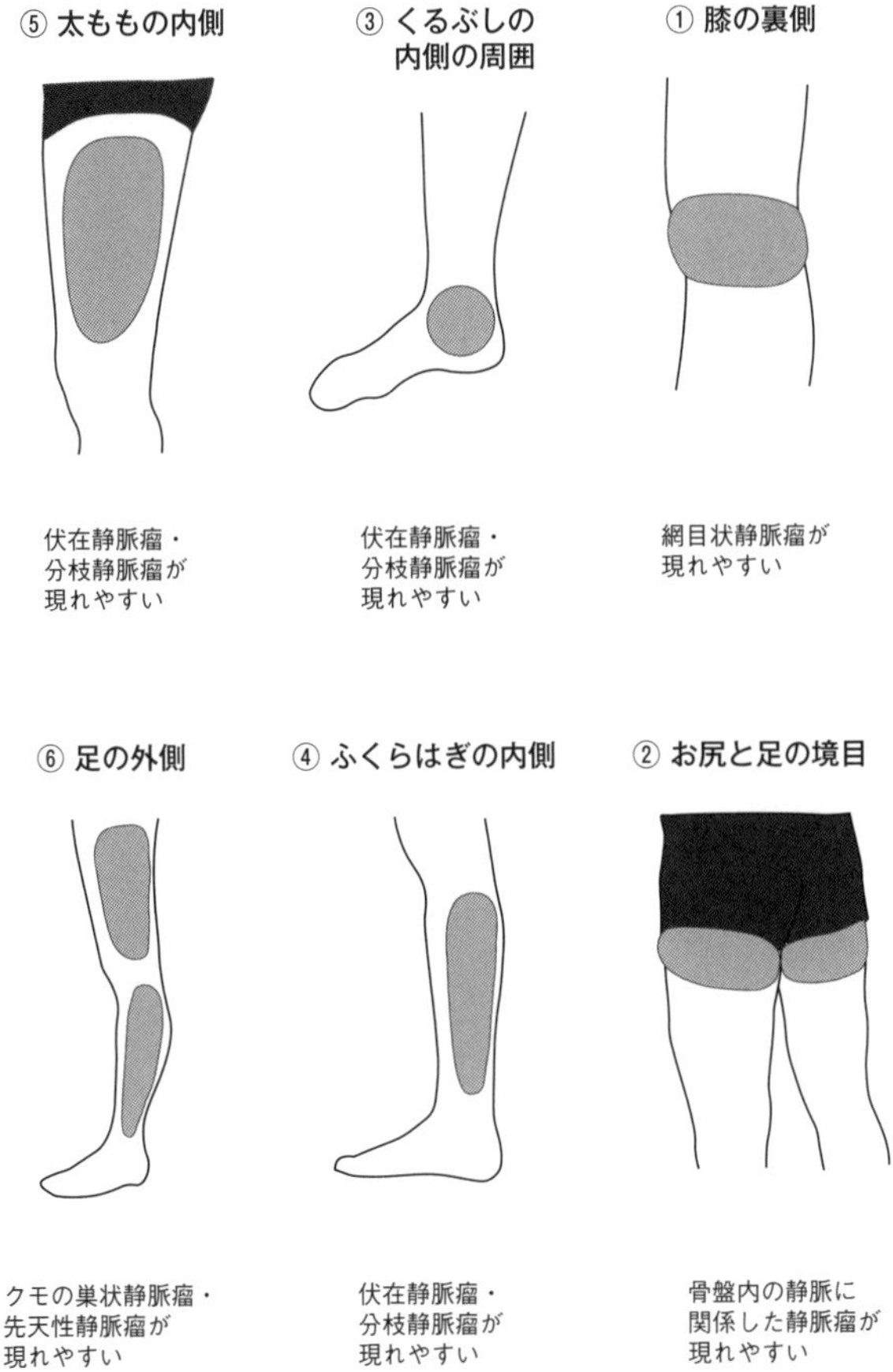
⑤ 太ももの内側
伏在静脈瘤・
分枝静脈瘤が
現れやすい
③ くるぶしの
内側の周囲
伏在静脈瘤・
分枝静脈瘤が
現れやすい
① 膝の裏側
網目状静脈瘤が
現れやすい
⑥ 足の外側
クモの巣状静脈瘤・
先天性静脈瘤が
現れやすい
④ ふくらはぎの内側
伏在静脈瘤・
分枝静脈瘤が
現れやすい
② お尻と足の境目
骨盤内の静脈に
関係した静脈瘤が
現れやすい

下肢静脈瘤の危険度セルフチェック
・立ち仕事、座り仕事が中心である
・近親者に下肢静脈瘤の人がいる
・妊娠・出産経験が何度かある
・足のむくみ、冷え、だるさが気になることが多い
・こむら返りがよく起きる
・足の血管が浮いて見える
・足がかゆい、異物感がある
・足の皮膚が茶褐色になっている
・足の皮膚が硬くなっている

仕事時の姿勢や体内の疾患、妊娠・出産経験などを自分でコントロールすることはできませんが、皮膚の色みや手触り、見た目の変化、かゆみなどは異常に気づいた時点で医療機関を受診することが肝要です。

些細《ささい》な変化でもすぐに気づくことができるよう、日頃から自分の体や心にしっかりと向き合うことも大切です。

下肢静脈瘤の可能性が疑われる場合、何科を受診すべきか？

自分の足のむくみの原因が明らかに下肢静脈瘤だと思われる場合や、下肢静脈瘤のセルフチェック項目で当てはまるものがある場合などは、最初から、下肢静脈瘤の治療を得意とする医療機関を受診します。

下肢静脈瘤の診療は、多くの場合、心臓血管外科で行っています。形成外科や皮膚科でも診察は行っていますが、血管のその他の治療も扱っている症例が多い診療科である血管外科や心臓血管外科が安心です。

ただし、血管外科や心臓血管外科であればどの医療機関でも適切な治療を行うことができるかというと、そうとは限りません。

「下肢静脈瘤のスペシャリスト」をうたっているクリニックや、「下肢静脈瘤の専門医療機関」としてホームページなどで集患しているクリニックは数多く存在しますが、実際のところは、下肢静脈瘤専門医という資格はありません。しかし、「下肢静脈瘤の治療を得意としている」と自分で言うことは自由であるため、クリニックのホームページや広告の情報だけでは、本当に得意であるかどうかは判断しきれない部分があります。

では、どうすればいい医療機関を見極めることができるかというと、一つの目安となるのが、「下肢静脈瘤血管内治療実施管理委員会」や「日本脈管学会」に在籍している医師がいるかどうかです。クリニックに問い合わせて、そうした医師がいるかどうかを確認すれば教えてもらえるはずです。

また、下肢静脈瘤を診療しているクリニックも含めてのすべてのクリニックに関していえることですが、そのクリニックがいいクリニックであるかどうかは、Googleビジネスプロフィールなどの口コミを見ればある程度分かります。

もちろん、すべての口コミが本音で書かれたものであるとは限りません。クリニックのなかには、会計の際に患者に口コミをお願いしているところもたくさんあります。いい口コミがたくさん書かれれば、Googleビジネスプロフィールやホームページが検索結果の上位に表示されやすくなり、集患・増患効果が得られるためです。業者にお金を払っているいわゆる「サクラ」に書いてもらうクリニックもあります。

患者に口コミを依頼すること自体は悪いことではありませんが、お願いされた患者さんからすると、「いつもお世話になっているからあまり悪くは書けないな」とお世辞や遠慮が混じってしまうことは十分あり得ます。悪いところを指摘すると、書き込みの内容から個人が特定されて次の受診のときに良くない対応をされてしまわないかと心配になり、ついつい不満には目をつぶり、良いところだけを書いてしまうのも無理はありません。

そのため、口コミをチェックする際は、できるだけ、「忖度《そんたく》なしに真実を書き込んでいるだろうか？」という目線も意識するといいと思います。星の数が少ないような書き込みにも目を通すことも必要です。星の数が多い書き込みのみのクリニックは本当に注意が必要です。

もう一つの方法は、かかりつけ医に聞くことです。持病の治療や健康診断などでお世話になっているかかりつけ医がいるなら、定期健診のタイミングなどを利用して、気になっている医療機関の評判を聞いてみます。医師は同業者、もしくはほかの患者からの評判を聞くことも多いはずなので、参考になる意見をもらえるはずです。

また、「そのクリニックは評判があまりよくないよ」との答えが返ってきた場合、それならどこのクリニックなら信頼できるのかと聞き返すこともできますし、場合によっては良い医療機関を紹介してもらえます。

信頼できるかかりつけ医に薦めてもらったり、口コミをくまなくチェックしたりしても、実際に受診してみたら良いクリニックだとは思えなかったということは十分あり得ます。雑談にも応じてくれて話し好きな医師が好きな患者もいれば、余計なことは話さず要点だけを教えてもらえばいいという患者もいます。このような医師と患者の相性もあるので、「このお医者さんは自分には合わないな」ということもよくあることです。その場合は、途中から医療機関を変更すればいいのです。途中で病院を替えることに気が引ける人もいるかもしれませんが、治療や医師を選ぶのは患者です。自身の健康のためには変な遠慮は無用です。

すべての下肢静脈瘤は健康保険で治療できる

病院を受診する際に注意すべきことは、高額な治療費を請求されるパターンです。ホームページでは保険診療で治療可能だと明示しているのに、いざ受診するとなかには「複数の静脈に問題がある」「静脈が太過ぎる」などの理由をつけて自由診療を勧めてくる医療機関があります。

しかし実際には、現在ではすべての下肢静脈瘤は健康保険で治療することが可能です。

最新の血管内治療は、医療用接着剤を用いた血管内塞栓術（グルー治療）です。2019年に健康保険の適用となりました。別の方法としては波長1470nm（ナノメートル）レーザーによるレーザー治療と、高周波（ラジオ波）治療ですが、この両方が、2014年に健康保険の適用となったため、痛みや皮下出血がほとんどない血管内治療がすべての下肢静脈瘤の患者に可能なのです。

そのことを知らないと、「自由診療でなければ治療できない」と言われたときに信じてしまう可能性が高いので注意が必要です。本当に良いクリニックは、保険診療外のやたらと高額な治療を勧めてくることはありません。

そもそも、下肢静脈瘤は基本的には良性の病気で、どれだけ悪化していても治療すれば必ず治る病気です。診断を受けたクリニックに対して不安がある場合は、セカンドオピニオンを受けるなどして、納得したうえで治療を進めることが大切です。

「足のむくみ」が起きたら何科を受診すべきか?

下肢静脈瘤に限らず足のむくみで発見できる病気は多いです。定期的にセルフチェックをしていれば、足のむくみに早期に気づくことができますし、医療機関を受診することもできます。

しかし、ここで気になるのが、「何科を受診すればいいのか？」ということだと思います。足のむくみが気になるものの、何が原因でむくんでいるのかが分からず、思い当たる節もない場合は、まずは複数の診療科がそろっていて、どのような原因でも対応できる総合病院を受診することです。

住んでいるエリアに総合病院がなく、医療機関選びに困るようなら、かかりつけ医に症状を話して相談に乗ってもらうことがいいと思います。かかりつけ医の専門によっては、症状を聞いただけでは原因を特定することはできないかもしれませんが、どの医療機関で診察を受けることが望ましいかは、ある程度判断できるはずで、場合によっては紹介状も書いてもらえます。

また、足のむくみを引き起こす可能性のある持病がある場合は、まずは持病の治療のために通っている医療機関で相談します。受診前には、いつ頃から症状が気になっているか、足のむくみ以外に気になることはあるか、むくんでいる箇所に痛みはあるか、原因として思い当たることはあるか、普段の生活に変化はあったかなどについて生活を振り返ってまとめておくと、スムーズに相談することができます。

足のむくみの検査方法

足のむくみを発症した患者が受診に来たら、医療機関はまず原因を探るための診察、および検査をすることになります。

診察ではまず、血圧・脈拍・呼吸数・体温・酸素飽和度といったバイタルサインに異常がないかを確認します。異常がある場合は、レッドフラッグサイン（緊急に治療が必要とされる危険な徴候）の可能性も考慮して検査を進めていきます。

むくみの原因を考えるにあたっては、むくみの症状が出ているのが足だけなのか、それともほかにもむくみが出ている箇所があるのかどうかを確認することが大切です。

そのため、最初に視診および触診で、むくみが全身に及んでいるのか局所的であるのかをチェックします。全身にむくみの症状が見られる場合、心疾患や腎疾患、肺疾患などが原因でむくんでいる可能性があります。

また、心不全に伴うむくみは夕方になると症状が悪化するといった特徴があるので、時間帯による変化について質問されることもあります。さらに、むくんでいる部分を指で押して、数秒経ったあとも押した部分がへこんだままであるかどうかなどもチェックされます。

足のむくみの原因となる病気はいくつか考えられるため、一つひとつの検査を丁寧に行っていきますが、局所性浮腫の場合と、全身性浮腫の場合の大まかな診断フローチャートは図11と図12のとおりとなります。

局所性浮腫の場合も、全身性浮腫の場合も、ほかに重篤な病気が隠れていないかを確認する意味でも、血液検査や尿検査をはじめとする基礎的な検査をひととおり行います。

●血液検査

血液検査では、全血球計算および生化学（肝機能・腎機能・電解質・総蛋白・アルブミン・CRPなど）を確認します。血液検査を行うことで、腎機能や肝機能に異常がないかどうかが分かります。

［図11］　局所性浮腫の診断フローチャート

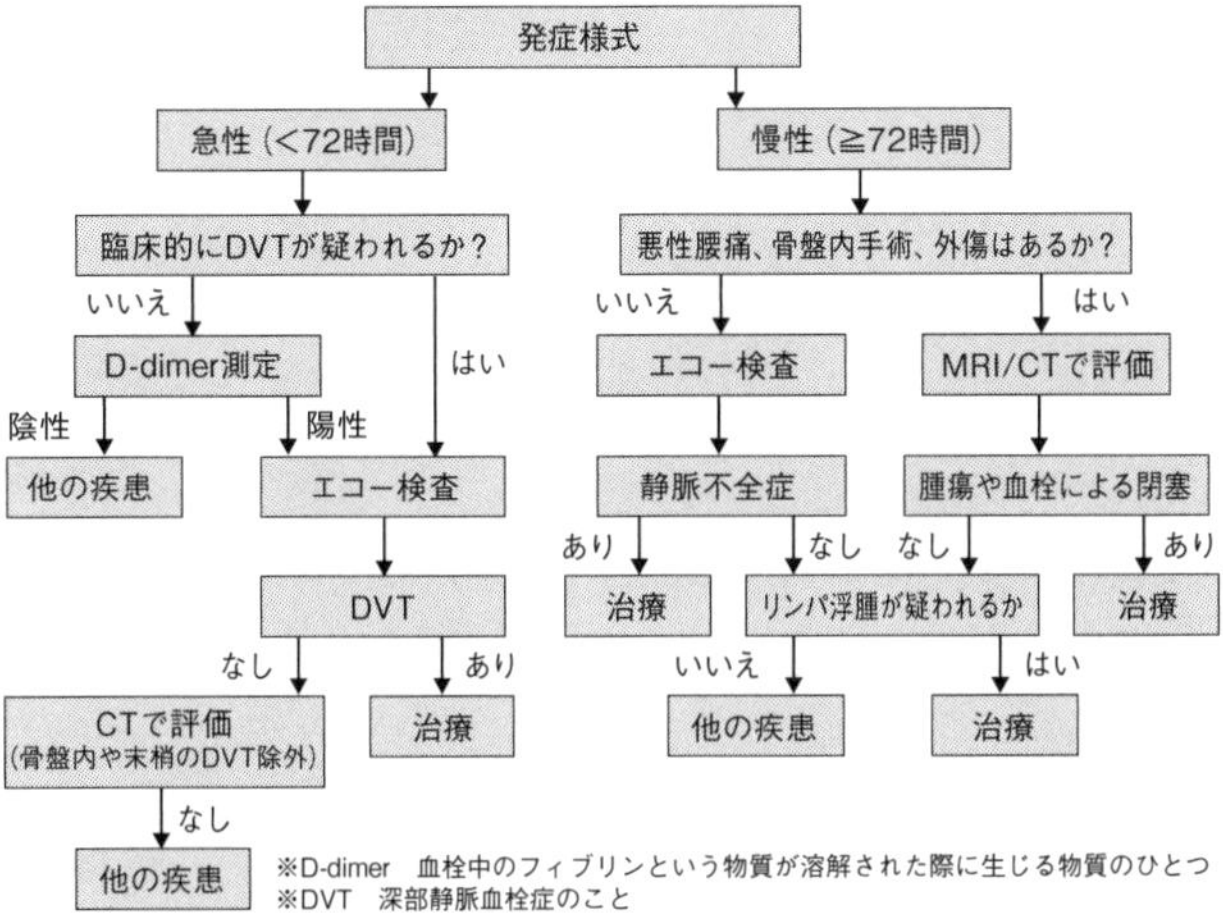

※D-dimer　血栓中のフィブリンという物質が溶解された際に生じる物質のひとつ
※DVT　深部静脈血栓症のこと

［図12］　全身性浮腫の診断フローチャート

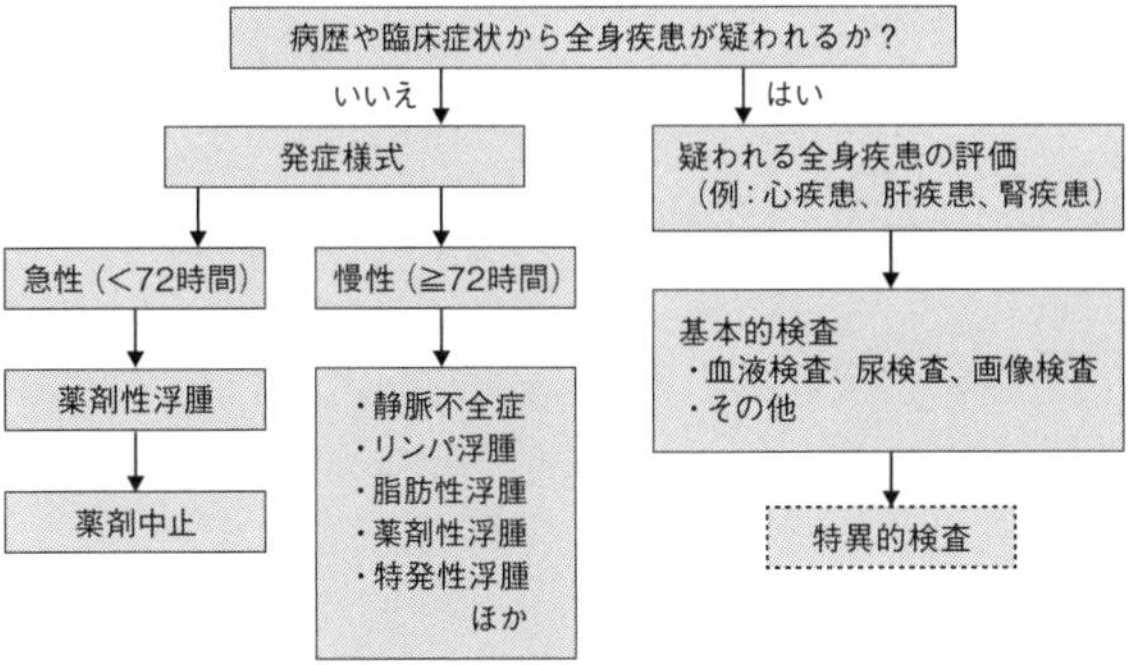

●尿検査

蛋白尿、血尿の有無などを確認します。尿検査によって分かる代表的な病気としては、ネフローゼ症候群が挙げられます。ネフローゼ症候群になると、尿に蛋白がたくさん出てしまうため、血液中の蛋白量が減り、結果としてむくみの症状が現れます。

●心電図

高血圧性変化の有無、虚血性変化の有無、不整脈（高度徐脈、持続性頻拍など）の確認をします。

●胸部レントゲン

心拡大、肺うっ血、胸水の有無、慢性閉塞性肺疾患の所見の確認をします。

胸部に異常がある可能性が疑われる場合、胸部レントゲンのほか、心臓超音波検査などをすることもあります。また、血液検査のＢＮＰ（脳性ナトリウム利尿ペプチド）値も、心臓に異常があるかどうかの指標となります。

●血管エコー

血管の異常が原因で足がむくんでいる場合、動脈・静脈・心臓の循環機能や腎臓の排尿機能などが低下して、水分が体内に溜まっています。

さらに細かく分類すると、血管内の水分量が増加しているなら、心臓が血液を十分に循環できない「心不全」、腎臓が水分を尿として十分に排泄できない「腎不全」、下肢の静脈に水分が溜まる「下肢静脈瘤」、静脈内の血栓で血管が圧迫される「深部静脈血栓症」などの可能性があります。

血管内の浸透圧が低下しているなら、アルブミンが腎臓から漏れている「ネフローゼ症候群」、アルブミンの生産が低下している「肝硬変」、栄養失調で血管に十分な水分を吸収できない消化管の病気などの可能性があります。

血管透過性が上がっているなら、甲状腺疾患などが原因で血管自体が血液を保てない内分泌疾患などの可能性もあります。これらの病気のうち、何が原因でむくみの症状が発症しているのかを調べるために、血管エコーで患部を詳しくみていきます。

●心臓超音波検査（心エコー）

足のむくみのほかに、息切れや動悸などの症状もある場合は、それらの症状が心臓の異変に起因するものであるかどうかを調べる必要があります。

心臓超音波検査では、左室駆出率、弁膜症、壁運動異常、心肥大、肺高血圧症、下大静脈系の確認を行います。

●造影CT検査

造影CT検査で診断できる主な病気は、足の静脈が血栓で詰まってしまう深部静脈血栓症です。深部静脈血栓症の場合、むくんでいる箇所に痛みを感じることが多いです。また、急激に片側の足が赤く腫れあがるのも特徴です。

ただし、片側の足が腫れあがっている場合、腫瘍の可能性も否めません。いずれにしても、造影CT検査によって診断することが可能です。

●MRI検査

ＭＲＩ検査も、視診や触診で見つけにくい原因を発見するために有効な検査です。その他の整形疾患の鑑別にも有用です。

また、必要に応じて、凝固能、甲状腺機能、ＢＮＰ、腹部エコー、下肢静脈エコー検査、妊娠検査、12誘導心電図などを行うこともあります。

足にこんな症状が見られたら、すぐ医療機関へ

足のむくみが気になるときは、軽度であれ重度であれ、できるだけ早い段階で医療機関を受診することが望ましいです。

しかし、毎日の家事や仕事で忙しくてなかなか時間を捻出できず、ついつい後回しになっているという人も多いと思います。無理もないと理解はできますが、一刻も早く治療を始めなければならないような病気が隠れている場合もあります。受診のタイミングが遅くなったことで取り返しがつかなくなることもあるので、次のような症状が出ていたらあまり悠長にかまえず、少しでも早く医療機関を訪れることが必要です。

●痛みを伴う

痛みを伴う足のむくみのうち、特に危険度が高いものは「コンパートメント症候群」です。コンパートメント症候群とは、骨折や打撲、脱臼などが原因で筋肉組織などの腫脹《しゅちょう》が起こり、その組織周囲が圧力で高まっている状態です。

内圧が上昇すると、その近くにある筋肉や血管、神経などが圧迫されて、循環不全のために壊死および神経麻痺を起こす可能性があります。たくさんの筋肉を有している下腿や大腿部では特に発症しやすい病気で、発症するとその部分が腫れあがって激しく痛みます。そのほか、知覚障害、運動障害、蒼白《そうはく》、末梢動脈拍動消失、冷感などの症状が見られることもあります。コンパートメント症候群を発症した場合、緊急手術によって患部の減圧を行います。この処置が遅れると、筋肉壊死や筋肉麻痺が起こってしまいます。

また、まれなケースですが、以前から患っていた下肢静脈瘤が急に腫れて、強く痛みはじめることがあります。これは、静脈瘤のなかに血栓ができる「血栓性静脈炎」である場合がほとんどですが、細菌感染による蜂窩織炎だと診断されて、抗生物質での治療が行われるケースが多いようです。

しかし、血栓性静脈炎だとすると、治療をしなくても5日から10日程度で自然に炎症がおさまります。とはいえ、血栓性静脈炎かどうかを自分で判断することは難しいのと、そもそも下肢静脈瘤の手術適応かを判断するためにも、いずれにしても医療機関を受診するのがいいことに変わりはありません。

●足の色が変わっている

下肢静脈瘤が進行すると、足の表面が黒くなってきます。原因は、下肢静脈瘤によって血流が悪くなり、足の静脈のなかに血液が長時間溜まる「うっ滞」です。うっ滞が起こると、「うっ滞性皮膚炎」になり、皮膚が黒っぽくなるのです（図13）。

うっ滞性皮膚炎は、湿疹タイプと脂肪皮膚硬化症タイプの大きく2つのタイプに分けられます。湿疹タイプは、皮膚の表面がザラザラして、かゆみを伴います。なぜ湿疹ができるかというと、血液のうっ滞によって皮膚表面の角化細胞が阻害されて、皮膚のバリア機能がうまく働かなくなるためです。この場合、皮膚の色は黒ずんだり、場合によっては茶色っぽい色になったりすることもあります。

［図13］　うっ滞性皮膚炎

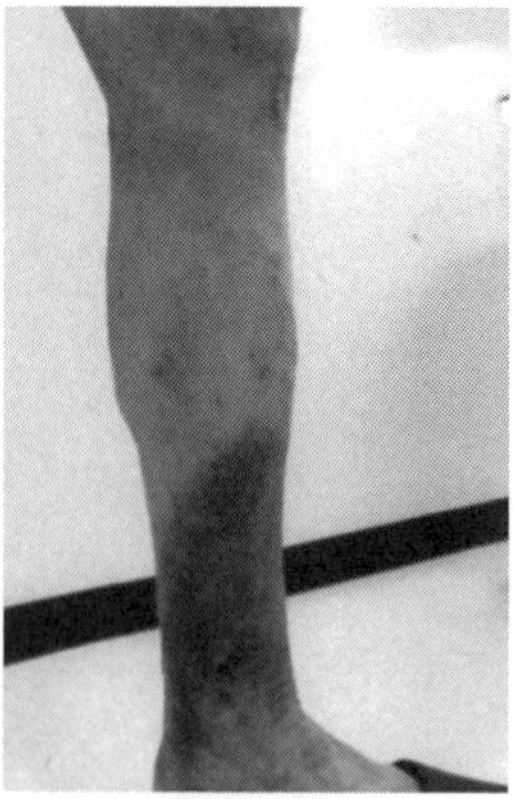

［図14］　大きく膨らんだ下肢静脈瘤

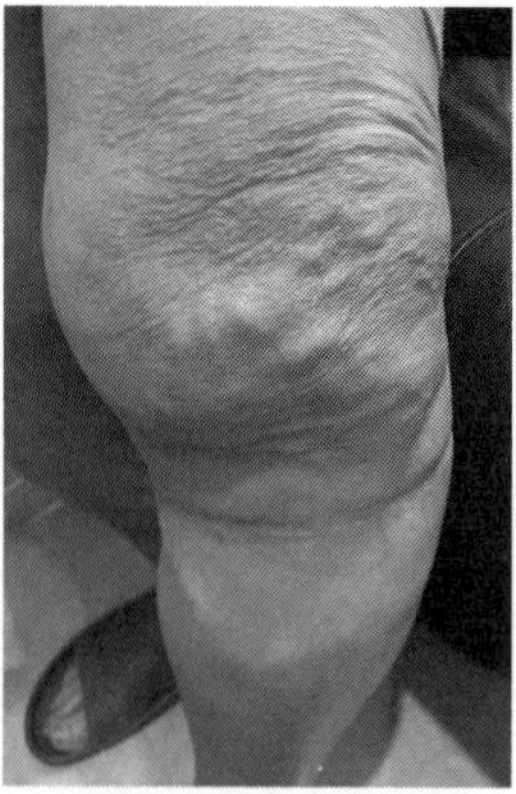

一方の脂肪皮膚硬化症は、湿疹タイプよりも重度であるといえます。動脈のまわりの脂肪組織に炎症が起こり、硬くなっているのが特徴です。初期の頃は、血栓性静脈炎と同じように赤くなって腫れますが、その炎症が収まると皮膚が茶色く硬くなっていきます。

さらに、それを繰り返すことで皮膚が黒ずみ、表面まで硬くなっていくのです。これによって足首のあたりが締め付けられたように細くなることがありますが、この状態は「逆シャンパンボトル型」と呼ばれています。

この状態に至るまでの間も、足のかゆみや不快感は相当なものですが、さらにひどいと、この状態から「うっ滞性潰瘍」を発症することがあります。

「うっ滞性潰瘍」とは、皮膚をかきむしったりケガをしたりしたことがきっかけで皮膚の傷が治らなくなった状態のことをいいます。

こうなると、強い痛みを伴うだけでなく、細菌感染を起こしたり、出血したりすることもあります。日常生活にも支障をきたすため、入院が余儀なくされることもあります。

ここまで悪化するのは非常にまれなケースですが、悪化すると重症化する可能性があることを肝に銘じて、足の色の変化に気づいた時点で医療機関を受診することが大切です。

一般に、「足の色が茶色または黒」「足にかゆみがある」「湿疹のような症状が出ている」といった場合、原因が分からなければ皮膚科を受診しがちですが、皮膚科では軟膏を処方してくれるだけなので、根本的な原因解決にはいたらないため注意が必要です。

下肢静脈瘤の知識がある医師であれば、皮膚科医であっても疾患の可能性が高いことや、どんな治療が適しているかをきちんと説明してくれますが、そうでない場合、軟膏を処方するだけで診療が終わってしまう可能性もあります。軟膏を塗ることで症状がおさまるようならそれで様子を見てもいいかもしれませんが、不快な症状が変わらず続いているようなら、必ずほかの医療機関を受診するようにします。

●片足だけむくんでいる

左右の足のむくみ度合いが同じである場合、長時間の立ち仕事やデスクワークの影響の可能性もありますが、むくみの症状が出ているのが片足のみの場合、なんらかの病気が隠れていることを疑うべきです。

左右差があるような気がするけど自分ではよく分からないなら、左右のふくらはぎの最も太い部分をメジャーで測ってみます。測定の結果、左右差が2〜3センチ以上あれば、血管やリンパ管のトラブルの可能性が高いといえます。

片足のみにむくみの症状が出ている場合、深部静脈血栓症、静脈弁不全、蜂窩織炎、リンパ浮腫、下肢静脈瘤、外傷などの可能性が考えられます。このうち、特に見逃してはいけないのが深部静脈血栓症です。

深部静脈血栓症は、足から心臓へと血液を戻す血管に血栓ができて詰まってしまう病気ですが、血栓が足の血管から剥がれて血液の流れに乗り、肺にまで到達した場合は、肺の動脈が塞がれて死に至ることもあります。つまり、片足だけむくんでいる場合は、深部静脈血栓症の可能性があり、死に至る可能性もあるたいへん危険な状態であるということです。症状が悪化しないうちにできるだけ早く医療機関を受診することが必要です。

●足がつる・こむら返りが起きやすい

こむら返りは、昼間に発症したか、夜間や寝ている最中に発症したかによって、考えられる原因が異なってきます。昼間の場合、運動中や運動直後に発症することがほとんどで、準備運動不足や筋肉疲労、運動中の脱水が原因だとされています。

一方、夜間または寝ているときのこむら返りは、病気が原因である可能性があります。特に、何度も繰り返すこむら返りに悩まされている場合は、病気が潜んでいることが疑われます。

こむら返りを発症しやすいものとして、次ページの表のような病気が挙げられます。

これらの病気のうち、頻繁なこむら返りとむくみの症状を併発しやすいものとしては、

こむら返りを発症しやすい病気

・イオンバランスの異常が原因：下痢、嘔吐《おうと》、脱水、熱中症、人工透析
・血管の病変が原因：血管炎、閉塞性動脈硬化症、下肢静脈瘤、バージャー病
・代謝異常：糖尿病、肝硬変、低栄養
・内分泌疾患：甲状腺機能低下症、副甲状腺機能低下症、アジソン病
・骨関節疾患：関節炎
・神経筋疾患：脊柱管狭窄症、脳梗塞、椎間板ヘルニア、筋萎縮性側索硬化症、筋ジストロフィーなど
・薬剤の副作用：抗がん剤、高血圧の薬、高脂血症の薬、喘息の薬、利尿剤、ホルモン剤など

下肢静脈瘤、糖尿病、甲状腺疾患などが考えられます。

いずれにしても、足のむくみに加えてこむら返りの症状も見られる場合は注意が必要です。一度や二度の発症でおさまったようなら、一時的な筋肉疲労や脱水などが原因の可能性が高くなりますが、何度も繰り返しているのなら、できるだけ早期に医療機関を受診するようにします。

●黄疸が出ている

足のむくみに加えて、皮膚または白目の部分に黄疸の症状が出ている場合は、肝臓の機能が低下している可能性があります。「黄疸」とは、皮膚や白目が本来の色より黄色っぽくみえる状態をいいます

［図15］　正常な顔（左）と、黄疸が出ている顔（右）

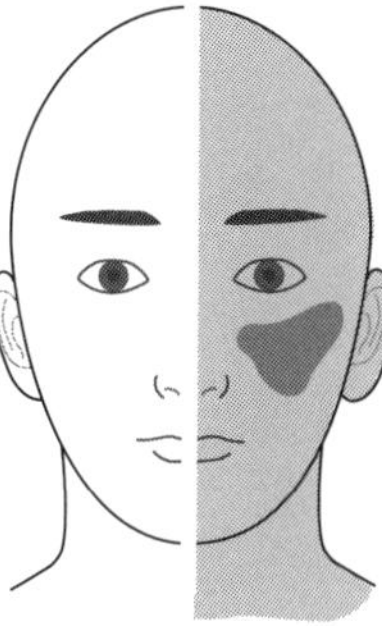

（図15）。

肝臓の機能が低下するとなぜ足がむくむかというと、血管内に水分を保持するためのタンパク質が減少して、水分が血管の外に漏れやすくなるためです。こうなると、足だけでなくおなかにも水分が溜まりやすくなり、おなかがぽっこりと膨らんで見えることがあります。普段から食べ過ぎたり飲み過ぎたりする傾向にある人は、「暴飲暴食がたたったかな？」と思ってしまうかもしれませんが、肝機能低下が原因の腹水は大変危険なので注意が必要です。

●動悸がある

足のむくみと同時に動悸が気になる場合は、心不全の可能性があります。心不全を発症すると不整脈が出やすくなるため、胸がドキドキしているように感じるのです。

同時に、血液が心臓に戻りにくくなるため、下半身に血液が溜まり、足のむくみが気になるようになります。また、足だけでなく、まぶたがむくみやすくなるのも特徴です。

心不全の原因となり得る病気としては、心臓の筋肉の一部が壊死を起こす「心筋梗塞」、心臓内の各部屋の血流逆流防止の弁が狭くなったり逆流したりする「心臓弁膜症」、心臓の筋肉そのものの収縮力が弱くなる「心筋症」、高血圧が長期間にわたって心臓に負担をかける「左室肥大」、心拍数が過度に減少する高度房室ブロックなどの「電気信号の障害」などが挙げられます。

これらの基礎疾患をすでに患っていて、足のむくみと動悸の症状が気になるようになった場合は、心不全を発症した可能性が高いと考えられます。

●起床時からむくんでいる

長時間の立ち仕事やデスクワーク後に足のむくみを感じることは少なくありません。健康な人であっても、ある程度は足がむくみ、靴がきつく感じられ、ふくらはぎがパンパンに張っていることを実感するものです。

しかし、起床時からすでにむくんでいるとなると、体になんらかの異常がある可能性が高いと考えられます。寝ている間は心臓と足の高さが同じになるため、下半身の血液が心臓に戻りにくくなって足がむくむ、ということがないからです。

起床時から足がむくんでいる場合に疑われる病気としては、腎不全、肝不全、栄養障害、甲状腺機能低下症などがあります。

いずれの場合も、病院で詳しく検査して、早期に治療を開始することが大切です。

●足がだるい・重い・疲れやすいなど

足のむくみに加えて、足のだるさや重さ、疲れやすさなどの症状が気になる場合も、早期に医療機関を受診することが大切です。

これらの症状が併発している場合、足の血流が悪化して、老廃物が蓄積していることなどが考えられます。血流の悪さは、セルフマッサージなどで改善できることもありますが、下肢静脈瘤などの病気が関係している場合もあります。

そのため、生活改善やセルフマッサージを続けても症状が改善しないなら、一度、医療機関で詳しく調べてもらうことが望ましいといえます。

下肢静脈瘤も死に至るおそれがある危険な病

むくみの原因となる病気はいろいろありますが、むくみを自覚することで病気を予防できることもありますし、気づかずにいた病気の発見につながることもあります。むくみは体が発信している何らかのサインと考えると、ただむくんでいるだけと軽視せず、さまざまなチェックや受診で病気が発見できれば、これに越したことはありません。

むくみというサインを発信する病気はこれだけさまざまありますが、なかでも怖いのが下肢静脈瘤を原因としてできた血栓が血流に乗って肺に入り、肺の血管を塞いでしまう肺塞栓症です。突然、呼吸困難や激しい胸痛、ときには心停止をきたし、大変危険な状態を引き起こします。

むくみを単に見た目の問題、単なる疲れや年齢のせいだから仕方のないこと、などと軽く考えていると取り返しのつかない事態にもなりかねません。下肢静脈瘤自体は早く見つかれば、基本的には病気としては良性なので治療すれば必ず治ります。しかし甘くみて放置を続けると、血栓が肺塞栓症などを引き起こして死に至ることもある危険な病なのです。

［第4章］

下肢静脈瘤、深部静脈血栓症、閉塞性動脈硬化症……疾患別の治療法

むくみは治療で改善する

足にむくみの症状が見られるときは、適切にケアすることがなにより大切です。それは、私たちが健康で質の高い生活を続けていくために欠かせないことです。

足がむくんでいる原因や程度によっては、セルフケアで症状を改善することも十分可能ですが、セルフケアを続けても改善が見られない場合や、痛みが強い場合、足に違和感がある場合、足のむくみ以外にも症状がある場合などは、必ず医療機関を受診することが必要です。

医療機関を受診した結果、投薬によって症状緩和や改善を目指すこともあれば、手術が必要になることもありますが、いずれにしても、少しでも早いうちに医師の診断を受けるようにします。

しかし、このように声を大にして伝えても、来院を後回しにする人は実際のところ少なくありません。なかには足のむくみくらいで受診するのは病院にとっても迷惑だと考えてしまう人もいるようですが、そのようなことは決してありません。足に特化した私のクリニックではこれまで数千人の患者を診てきましたが、「ここまでひどくなる前に来院してくれたらよかったのに」「この状態になるまで我慢するのはつらかっただろう」という人がたくさんいます。

だからこそ、今この本を手にしている人たちには、「自分はまだ大丈夫」と思わないでほしいことを今一度伝えたいと思います。

下肢静脈瘤の治療ケース

①年齢：48歳、性別：女性、職業：美容師
受診理由（気になっていた症状）：だるさ、むくみ、かゆみ

この女性は、美容師として立ち仕事を続けることが困難なほど、足のむくみやだるさが気になっていたほか、かゆみの症状も訴えていました。

原因を突き止めるために行ったのは、下肢エコー検査とＡＢＩ検査です。足にむくみの症状が認められて原因が特定されていない場合、下肢エコー検査とＡＢＩ検査は必ず行い

ます。

「下肢エコー検査」とは、下肢にある静脈の血管にエコー（超音波）を当てて画像として映し出すことで、血管に詰まりや弁が壊れて逆流がないかどうかを調べる検査です。

この検査を行うことで、下肢に血栓ができる「深部静脈血栓症」や、足の血管が太く浮き出る「下肢静脈瘤」の有無が分かります。

「ＡＢＩ検査」とは、左右の上腕および足首の血圧を測定して、その比率であるＡＢＩを計算することによって、比較的太い動脈の内腔が狭くなっていないかを調べる検査です。ＡＢＩは、「ankle brachial index（足関節上腕血圧比）」の頭文字を並べた言葉で、これを測定することによって、太めの血管の詰まり具合の目安を確認することができます。

体が正常な状態であれば、上腕の血圧より足首の血圧のほうが高いのですが、動脈の内腔が異常な状態になって狭くなると、足首の血圧が上腕の血圧より低くなります。

ＡＢＩの数値は左右の足ごとに算出されますが、ＡＢＩが０・９以下であれば末梢動脈疾患の疑いがあり、１・41以上であれば足首の血圧が高めで、石灰化などの疑いがあるということになります。

静脈の異常を調べる下肢エコー検査、動脈の異常を調べるABI検査の両方を行うことによって、足に現れている症状が静脈由来であるのか動脈由来であるのかが分かるということになります。

さらに、2つの検査をした結果、下肢静脈瘤だと判明した場合、慢性静脈疾患を評価するためのスケール「CEAP分類」によって、患者の下肢静脈瘤の程度を数値として確認します。

「CEAP分類」とは、慢性静脈疾患を臨床（Clinical manifestation）、病因（Etiologic）、解剖（Anatomic distribution）、病態生理（Pathophysiologic）の4項目に分けて記述するための分類のことで、それぞれの頭文字をとってCEAP分類と呼ばれています。4項目はそれぞれ図16のように分類されます。これらを使ってCEAP分類すると、例えば「C2、4b、6Ep As p、Pr、GSVa、CPV」のような表記となります。意味としては、「静脈瘤、脂肪皮膚硬化症・白色萎縮、活動性潰瘍、一次性、表

［図16］ **CEAP 分類と A 分類解剖部位詳細**

臨床（C）分類	病因（E）分類
C_0: 視診触診上　静脈疾患の徴候なし C_1: 毛細血管拡張、クモの巣状静脈瘤あるいは網目状静脈瘤 C_2: 静脈瘤 C_{2r}: 再発性静脈瘤 C_3: 浮腫 C_{4a}: 色素沈着、湿疹 C_{4b}: 脂肪皮膚硬化症、白色萎縮 C_{4c}: 静脈拡張冠（冠状静脈拡張） C_5: 治癒した潰瘍 C_6: 活動性潰瘍 C_{6r}: 再発性活動性潰瘍 S: 有症状 A: 無症状	E_p: 一次性 E_s: 二次性 E_{si}: 二次性 - 血管内原因による（DVT、血管内腫瘍など） E_{se}: 二次性 - 血管外原因による（非血栓生壁外圧迫など） E_c: 先天性　静脈無形成、静脈奇形（Klippel-Trenaunay 症候群など） En: 静脈性の原因が同定されていないもの ※複数の病因が共存する場合複数の下付き表記が必要になる場合がある（例 Epsi、Esie など）
解剖（A）分類	**病態生理（P）分類**
A_s: 表在静脈 A_p: 穿通枝 A_d: 深部静脈 A_n: 部位が同定されていないもの ※ A 分類の詳細表記は別項目あり	P_r: 逆流 P_o: 閉塞 $P_{r,o}$: 逆流及び閉塞の併存 P_n: 病態生理学的静脈異常が同定されないもの

A 分類 解剖部位 詳細　※ P 分類の後に病態に該当する部位を記載する

As 表在静脈 Tel: 毛細血管拡張 Ret: 網目状静脈 GSVa: 膝上部大伏在静脈 GSVb: 膝下部大伏在静脈 SSV: 小伏在静脈 AASV: 前副伏在静脈 NSV: 非伏在静脈 **Ap 穿通枝** TPV: 大腿部穿通枝 CPV: 下腿部穿通枝	**Ad 深部静脈** IVC: 下大静脈 CIV: 総腸骨静脈 IIV: 内腸骨静脈 EIV: 外腸骨静脈 PELV: 骨盤静脈 CFV: 総大腿静脈 DFV: 大腿深静脈 FV: 大腿静脈 POPV: 膝窩静脈 TIBV: 脛骨静脈 PRV: 腓骨静脈	ATV: 前脛骨静脈 PTV: 後脛骨静脈 MUSV: 下腿筋肉枝 GAV: 腓腹静脈 SOV: ヒラメ筋静脈 An 部位が同定されていないもの

出典：日本静脈学会：CEAP 分類（2020 年版）

在静脈、穿通枝（膝上部大伏在静脈、下腿部穿通枝、逆流）」となります。

この患者の場合、まず下肢エコー検査の結果、両足の大伏在静脈の逆流が確認されました。また、ＡＢＩの値は、左足首＝１・13／右足首＝１・05という数値でしたので、動脈には異常がないことが分かります。

次に、静脈の異常の程度をＣＥＡＰ分類に当てはめると、Ｃ３に該当すると判断できました。Ｃ３と判断できたことで手術をすることになりましたが、Ｃ２以上は手術適用のため、私のクリニックであれば手術という選択肢を勧めています。

手術の術式は「下肢静脈瘤血管内焼灼術（レーザー治療）」といって、血管内にレーザーを照射して、その熱によって焼いて静脈を塞ぐ治療法を選択しました。

手術に使うのは極めて細い光ファイバーなので、傷痕が目立つ心配がありません。体への負担も小さく、治療を受けた直後から日常生活に復帰することが可能です。

手術を実施したのは、Ｃ３と診断してから約１カ月後です。手術は日帰りで、術後３週間は弾性ストッキングを着用してもらいました。

術後の経過は順調で、１週間後の検診でも１カ月後の検診でも異常はなく、両足のだるさ、むくみ、かゆみのすべてが改善しただけでなく、合併症も一切ありませんでした。

下肢静脈瘤血管内焼灼術を行ってもむくみの症状が収まらない患者はまれにいます。静脈瘤という静脈の逆流は取り除いても、年齢的に「廃用性浮腫《はいようせいふしゅ》」が治らない場合もあるからです。「廃用性浮腫」とは、脳卒中後遺症、変形性膝関節症、下肢の外傷や術後、関節リウマチもしくは高齢であるために下腿の筋力が低下して、容易に下肢浮腫を生じやすくなる状態のことです。

その場合は、利尿剤、漢方などの服用や弾性ストッキング着用などの保存的療法を続けていき改善を試みることになります。

②年齢：42歳、性別：女性、職業：主婦

受診理由（気になっていた症状）：むくみ

この女性がクリニックを受診したのは42歳のときですが、最初にむくみが気になったのは35歳だったそうです。なぜ、気になるむくみがありながら7年間も治療を受けなかったかというと、出産と子育てに忙殺されていたからです。

彼女が最初に出産したのが35歳のときで、妊娠中から足にむくみがあることは気づいていたそうです。その後、39歳で第二子を出産しますが、第一子の出産後より、第二子の出産後のほうが、症状が悪化していたそうです。

彼女の話によると、第一子の妊娠中から、産婦人科医に静脈瘤を指摘されていたそうですが、二人目が欲しいとの想いから、治療に専念するより先に妊活に力を入れたいと、何年間も弾性ストッキングの着用のみで様子を見ていたとのことでした。

彼女のように、妊娠をきっかけに静脈瘤を発症する女性は少なくありません。これを「妊娠静脈瘤」といいますが、妊娠した女性の実に10～20％に発症するとされています。

妊娠前にはなんのトラブルもないキレイな足であっても、おなかが大きくなるにつれてむくみが出て、太ももの裏や足の外側などに血管が浮き出るような症状が現れるのです(図17)。

妊娠すると静脈瘤ができやすくなる原因は、子宮が大きくなることによって足の血管が圧迫されるようになり、血液が心臓に戻りにくくなり、足にうっ滞するためです。

［図17］ 太腿から
静脈瘤を形成した例

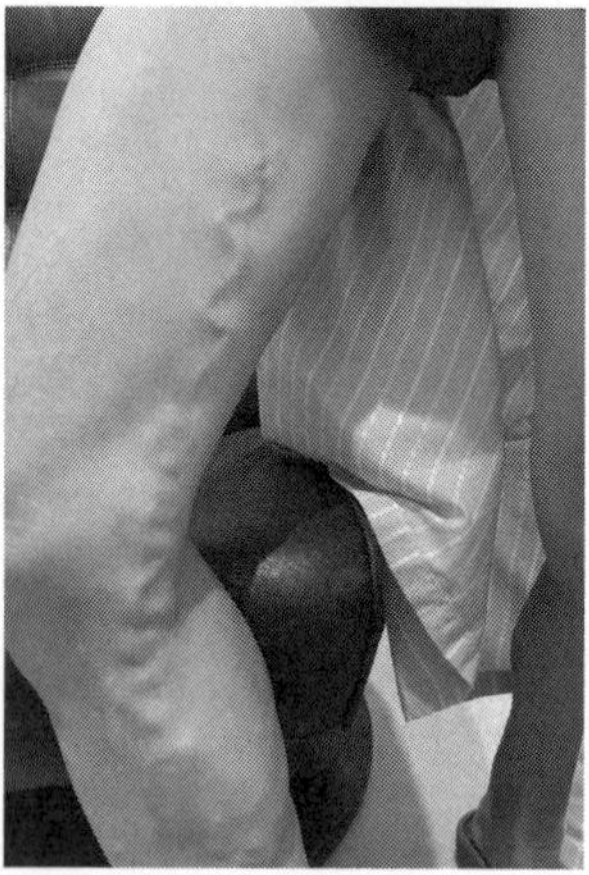

さらに、妊娠すると分泌される女性ホルモンには、血管を拡張させたり収縮を抑制したりする働きがあるため、足の静脈が膨れて静脈瘤ができやすくなるともいわれています。

妊娠静脈瘤が発症すると、見た目が気になるだけでなく、患部が痛むなどのつらい症状に悩まされることがあります。

それでも、妊娠中は基本的には投薬治療や手術は行われません。

なぜかというと、妊娠中の投薬や手術はおなかの赤ちゃんに影響を及ぼしかねないからです。さらに、ほとんどの場合、出産後に症状が改善することも大きな要因です。

ただし、出産後までつらい症状を放置しておくのではなく、弾性ストッキングの着用やマッサージなどのケアは行います。また、出産後に静脈瘤が完全に消えたかどうかを検査によって確認することも大切です。なぜなら、妊娠とは関係なく静脈瘤が発症している可能性もあり得るからです。しかし出産後は育児に追われ、自身のむくみが気になりながらも放置してしまう女性は多くいます。

彼女の場合も、まず行ったのは下肢エコー検査とＡＢＩ検査です。その結果、両足の小伏在静脈（ふくらはぎの裏に隠れている血管）に逆流が認められ、ＣＥＡＰ分類はＣ２と判断できました。むくみの症状も認められましたが、症状は軽度。静脈瘤のほうが目立っている状態です。また、ＡＢＩの数値は左足首＝1・03／右足首＝1・12で、動脈には問題がないことも分かりました。

ＣＥＡＰ分類はＣ２以上が手術適用なので、彼女の場合も手術をすることになりました。小伏在静脈の静脈瘤の手術には、下肢静脈血管内焼灼術のほかに下肢静脈血管内塞栓術（グルー治療）という選択肢もあります。下肢静脈血管内塞栓術とは、静脈内に医療用瞬間接着剤を注入して血管を塞ぐ治療法です。どちらも保険適用で、大きな良し悪しがあるわけではありませんが、私は小伏在静脈の静脈瘤の場合は神経障害の可能性をほとんど認めない下肢静脈血管内塞栓術を行っています。

また近年では、患者自身がインターネットなどで情報を調べて、私のクリニックに来る前に下肢静脈血管内塞栓術を希望するケースも多くなっています。下肢静脈血管内塞栓術は針を刺す箇所が一カ所だけで、痛みをほとんど認めないことから患者によく選ばれるのだと思います。

ただし、アレルギー反応が出やすい人には、下肢静脈血管内塞栓術をすることはありません。この手術は静脈内に医療用瞬間接着剤を注入して血管を塞ぐ治療法ですが、瞬間接着剤によるアレルギーが出ることがあるからです。

アレルギー体質でなければ、傷痕や痛みなどを考えて下肢静脈血管内塞栓術を選ぶ人が増えています。ただし、下肢静脈血管内塞栓術は保険適用ですが、下肢静脈血管内焼灼術よりも手術費用が高いというデメリットもあるので、「術後の見た目の美しさ」「アレルギー反応が出る可能性」「費用」などを総合的に考えて、どちらの術式にするかを決めることが大切です。

下肢静脈血管内塞栓術を行ったあと、7年間にわたって彼女を悩ませてきた静脈瘤の症状は徐々に消えていきました。

子どもが無事に生まれてくることや、二人目以降の妊娠のタイミングを考えると、彼女のようにすぐには治療に踏み切れないこともあるかもしれませんが、その場合、産婦人科医やかかりつけ医にも相談しながら、タイミングを計ることが大切です。

③年齢：67歳、性別：男性、職業：飲食店勤務
受診理由（気になっていた症状）：右足の潰瘍、両足のむくみ

この男性は、初めに紹介した美容師と同じで、立ちっぱなしで仕事をしなければならないことから、足に大きな負担がかかっていました。

本人の主訴は右足の潰瘍で、一目で潰瘍ができていることが分かるくらいのサイズです。潰瘍ができていた場所は右足の内側のひざ下で、ほとんどの場合、潰瘍はこの場所にできます。もちろん、潰瘍ができるずっと前からむくみの症状も出ていましたが、本人は「立ち仕事だから仕方ないことだ」と思っていたようです。

潰瘍ができて初めて、この男性が受診した先は皮膚科でした。多くの患者と同じように、潰瘍ができたら皮膚科を受診するのが正解だと思い込んでいたのです。

しかし、2カ月間通って軟膏を塗り続けても、症状が改善することはありません。皮膚科医の診断は「皮膚潰瘍」だったといいますが、皮膚科医であっても、静脈瘤のことをきちんと理解している医師であれば、ボコボコと腫れている静脈を見たらすぐに専門医を紹介してくれるはずです。

残念ながら、この男性が受診した医師にはそうした知識が欠けていたのか、男性は2カ月間ただひたすら軟膏を塗り続け、まったく状態が良くならなかったことから、ようやくインターネットの検索結果から静脈瘤という病名にたどり着き、自ら私のクリニックを受診するに至りました。

検査の結果、ABIの数値は左足首＝1・05／右足首＝1・08で、下肢エコー検査の結果、右大伏在静脈の逆流、左小伏在静脈の逆流が認められました。

ひどい潰瘍ができていたので、下肢エコー検査をするまでもなくおおよその見当はついていました。この男性は、CEAP分類はC6の「活動性潰瘍」に該当します。

ここまでくると痛みも相当なものであることは間違いありません。私のクリニックでは、潰瘍ができている患者に関しては、どんなに手術が立て込んでいても合間の時間などにスケジュールを入れて、1週間以内に手術を行います。

この患者の場合もすぐに両足の下肢静脈血管内塞栓術を受けてもらいましたが、結果として2カ月後には潰瘍がすっかりなくなり、両足のむくみも改善されていきました。

ここまでに紹介した3人の患者は、下肢静脈瘤のみを患っていたケースですが、静脈と動脈の両方に問題がある患者もいます。そのほか、糖尿病や高血圧が認められる人もいますし、いくつかの症状を併発している場合、並行して治療を行うことになるので治療に時間がかかることがあります。

深部静脈血栓症の治療ケース

①年齢：28歳、性別：女性、職業：会社員

受診理由（気になっていた症状）：受診前日から右下腿にむくみ、違和感、疼痛《とうつう》

この女性は、産婦人科からの紹介で来院しました。低用量ピルを飲み始めてから足にむ

くみや疼痛の症状が出た場合、低用量ピルが原因で血栓症になっていることが考えられるためです。ただし、低用量ピルを服用していない女性に血栓症が発生する確率が、1万人あたり1~5人であるのに対して、服用している女性に血栓症が発生する確率は1万人あたり3~9人なので、低用量ピルを服用することで血栓症を患う確率が跳ね上がるということはありません。

しかも、血栓症になったからといってすぐに重篤な状態に陥るわけではなく、低用量ピルを使用して血栓症になったことで死亡する確率は10万人あたり1人と報告されています。

また、低用量ピルは飲み始めてからすぐに異常が出るわけではありません。そのため、服用を始めてからしばらく経った頃にむくみなどの症状が出たとき、「低用量ピルはだいぶ前から服用しているから関係ないだろう」と思わないよう注意が必要です。

この女性の場合も、内服を始めて1カ月経った頃、突如、右下腿にむくみや疼痛の症状が出たことで産婦人科を受診したところ、私のクリニックを紹介されるに至っています。

症状が出てすぐ、歩けないほど痛くなってきたとのことで、右のふくらはぎを触ったらかなり腫れていました（図18）。下肢エコー検査を行ったところ、腫れている右ヒラメ筋の静脈に血栓ができていることが分かりました。

また、血栓症かどうかを判断するには、D-dimer（Dダイマー）も測定します。

Dダイマーとは、血栓中の「フィブリン」という物質が溶解された際に生じる物質のひとつで、この物質の量を調べることで、体内で血栓が形成されている、または形成された可能性があるかどうかが分かります。

［図18］ 深部静脈血栓症によるむくみでアキレス腱が見えなくなった例

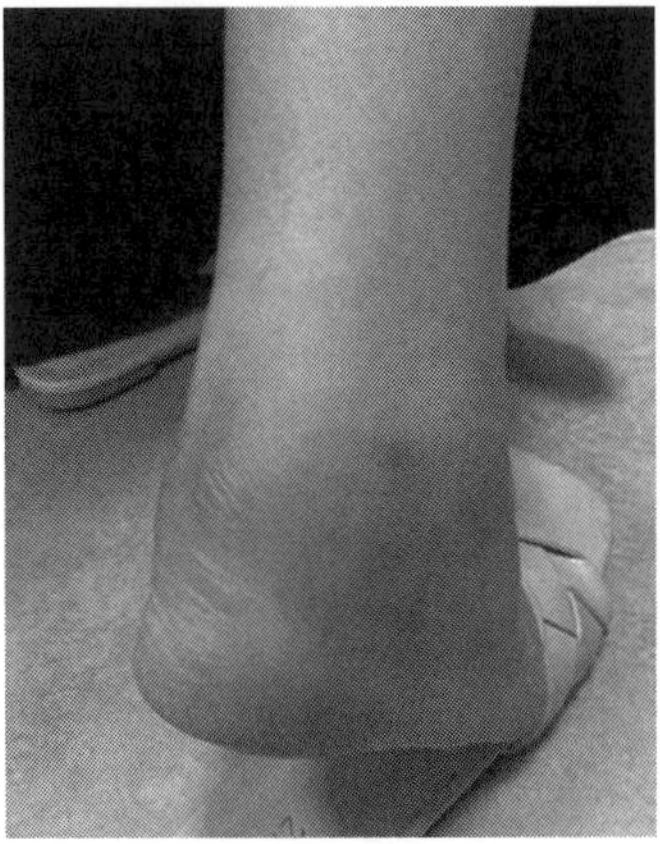

いわば、静脈血栓塞栓症を診断する際の補助として使われる凝固マーカーで、検査器具によって陽性値は異なりますが、私のクリニックで使用している検査器具ではDダイマーの値が0・5μg／ml以上であれば陽性であると判断されます。

この女性の場合、Dダイマーの数値は5・8μg／mlだったので、この時点で血栓症であると診断できました。Dダイマーと下肢エコー検査を行って血栓の有無を判断します。

深部静脈血栓症だと診断してからは、抗凝固療法で内服治療を進めました。

抗凝固療法とは静脈血栓塞栓症の治療法です。最近は入院して点滴治療ではなく外来での内服のみで血栓の治療をすることができます。血栓がさらに大きくなることを防ぐと同時に、再び血栓で血管が詰まることも防いでくれます。また、血液の流れをよくする作用も有しています。

この患者には、エリキュース（アピキサバンという抗凝固剤）を3カ月ほど服用してもらいました。服用を開始して1カ月程度で血栓や痛みはなくなりましたが、「あの痛みがまた出てきたら怖い」とのことで3カ月処方するに至りました。

エリキュース内服による抗凝固療法の効果が出る目安は、この患者のように発症してすぐに服用を始めた場合、1週間～1カ月程度の治療で症状に対して効果が出ることが多いようです。

ちなみに、低用量ピルを服用したことで深部静脈血栓症を発症した患者に、再び同じ低用量ピルの薬剤が処方されることはありません。

どうしてもピルを服用したくて、違う医療機関を受診してこれまでの経緯を話さなければ処方されることもあるかもしれませんが、また同じ疼痛で苦しむ結果になりますから、同じ薬剤は避けたほうが賢明です。

②年齢：52歳、性別：男性、職業：長距離トラック運転手
受診理由（気になっていた症状）：受診3日前からの左下腿のむくみ、疼痛

この男性は、受診3日前から左下腿のむくみと疼痛に悩まされていたそうです。血栓による疼痛は相当なものなので、よほどの理由がなければ、疼痛が出た当日に受診するのが普通です。

しかし、男性の職業は長距離トラックの運転手でした。急に仕事を休むわけにもいかず、痛みのある左足をかばいながら運転をしていたといいます。いうまでもなく、そのような状態で運転し続けるのは大変危険です。

この男性の場合、急にこのような症状が出たため、原因は明らかでした。長距離トラックを高速道路などで運転していると、すぐにトイレが見つかるとも限らないため、トイレに行く回数を減らそうとなるべく水分を摂らずに運転を続けており、なおかつ数日間、トラックの中で寝起きをしていたためです。食事や水分を十分に摂らないまま、車や飛行機などの狭い座席に長時間座っていた場合、血行不良で血液が固まりやすくなり足の静脈に血栓が形成され、その血栓が肺動脈に飛んでしまい「エコノミークラス症候群」を引き起こす可能性が高まります。エコノミークラス症候群を防ぐためにも、こまめに水分を摂ったり、適度に体を動かしたりすることはとても大切です。また、眠るときには足を上げることも大切ですが、この男性の場合、すべてを実践できていない状態でした。

Dダイマーと下肢エコー検査を行ったところ、Dダイマーの数値は5・2μg／mlで、左膝窩静脈からヒラメ筋静脈にかけて血栓ができていることが分かりました。つまり、膝より下全体に血栓ができていて、血液の通り道がなくなっているような状態です（図19）。

そのため、内服による抗凝固療法を開始しました。現在の症状が強く、今後悪化する可能性もあったため、内服の量を増量し強化療法を行う必要があると判断して、最初の7日間は強化療法を施行しました。

治療中には弾性ストッキングも着用して、数週間おきに受診してもらいましたが、結果的に6カ月後には血栓がすっかり消えました。

血栓が消えるまでの間、強い痛みが出ると鎮痛剤を使うこともありますが、血栓が消えれば痛みもなくなります。

［図19］ 深部静脈血栓症によってむくんだ足

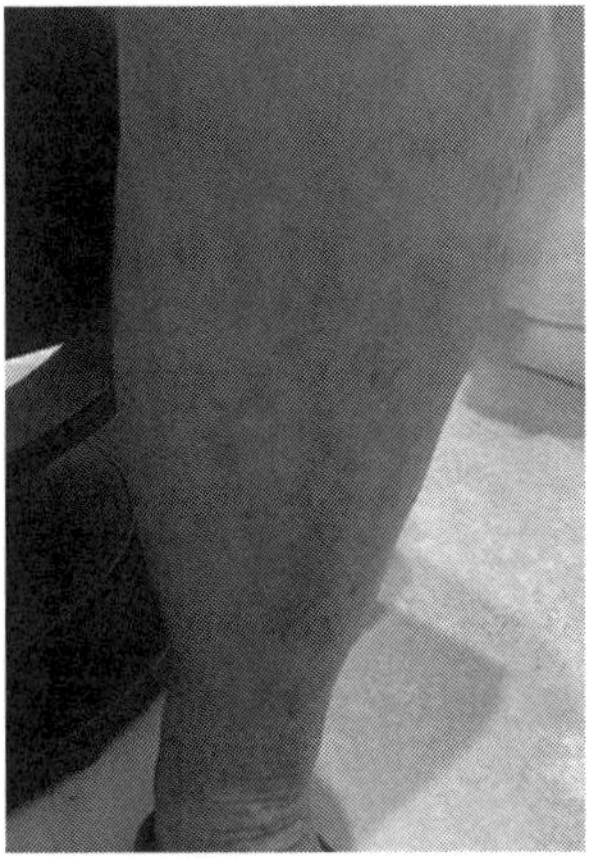

③年齢：64歳、性別：女性、職業：主婦

受診理由（気になっていた症状）：大腿～下腿のむくみ、疼痛、発赤

この女性は変形性膝関節症を発症して、左足に人工膝関節置換術を受けて退院したばかりでした。手術を受けて再び

自分の足で歩けるようになるはずが、退院してからは膝が痛くて足を動かすこともままならない状態です（図20）。

通常であれば、術後に異変が起きたら手術を行った医療機関から血管外科などが紹介されるものですが、この女性の場合、あまりの痛みで術後検診にも行けない状態に陥っていたため、心配した家族によって私のクリニックまで連れて来られました。

本人と家族から話を伺い、人工膝関節置換術後の合併症であることが予想できたので、すぐにDダイマーの数値を調べて下肢エコー検査を行いました。

人工膝関節置換術および人工股関節置換術の手術中、もしくは手術後に深部静脈血栓症ができる可能性をゼロにすることはできません。

どの医療機関でも、手術前には合併症が起こる可能性があることが説明されますが、人工関節の手術後で起きる主な合併症のうちの一つが、深部静脈血栓症なのです。予防的に低容量未分画へパリンによる抗凝固療法を行うことが多いです。

手術中は長時間ベッドに横たわって同じ体勢をとり続けることや、手術の影響によって止血機能が亢進することによって、足の深部の静脈内に血栓が発生しやすくなるためです。

そうしたリスクを避けるため、手術後はできるだけ早くベッドから降りて足を動かしたり、水分を十分に摂取して脱水を防いだり、弾性ストッキングを着用したりすることで血栓を予防することが大切です。

特に足を動かすことが重要なので、たとえ手術直後で痛みがあっても、現在では理学療法士や看護師が患者にリハビリを開始させるのが一般的です。

［図20］ 深部静脈血栓症によって変形した例

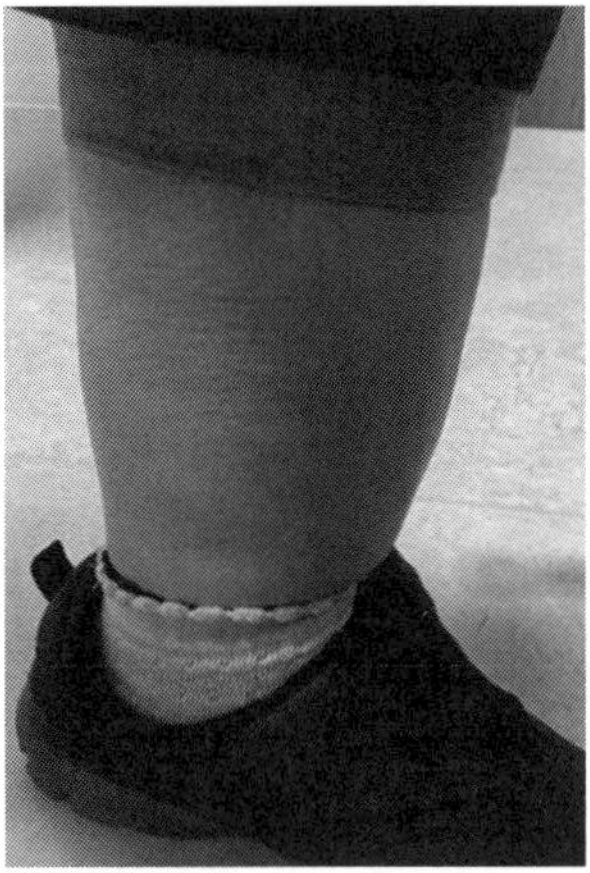

しかし、できる限りの対策をとっていたとしても、血栓ができることは十分あり得ます。手術後に血栓が作られて深部静脈血栓症を発症する人は一定数いることを理解して、手術に臨むことが必要です。

この患者のDダイマーの数値は7・2μg／mlとかなり高く、さらに下肢エコー検査では、左大腿静脈から左膝窩静脈、ヒラメ筋静脈に血栓ができていることが分かったので、早速、抗凝固剤による強化療法を開始しました。

来院した時点でかなり重症だったため、改善には時間がかかりましたが、抗凝固療法は1年間行い、普通に歩けるまでに回復しました。

閉塞性動脈硬化症の治療ケース

①年齢：78歳、性別：女性、職業：主婦

受診理由（気になっていた症状）：受診2週間前から左足小指に潰瘍

この女性は、2週間前から潰瘍の症状が出ているとのことで、家族に連れられて受診しました。本人と家族に話を伺ったところ、糖尿病と高血圧の治療をしているということで、すぐに閉塞性動脈硬化症の可能性を疑いました。

糖尿病を患い血糖コントロールが悪い状態が続いていると、健康な人よりも早く血管の老化が進むため、閉塞性動脈硬化症を発症しやすいのです。糖尿病患者の5～10％が閉塞性動脈硬化症であることが報告されています。

糖尿病に起因していない閉塞性動脈硬化症だと、潰瘍ができることはあまりありませんが、糖尿病に起因する閉塞性動脈硬化症は、ふくらはぎから下に症状が出やすく、足の指の潰瘍や壊疽が起こりやすいことが特徴です。この女性も、左の足の指に潰瘍ができていました。

なお、静脈由来の潰瘍であれば潰瘍は膝の内側にできますが、糖尿病と関係がある潰瘍は足の指にできるので、潰瘍ができている場所を確認するだけでも、原因をある程度絞ることができます。

ＡＢＩ検査と下肢エコー検査を行ったところ、数値は左足首＝０・92／右足首＝０・57で、下肢静脈瘤患者の症例で説明したとおり、ＡＢＩの数値は０・９以下であれば末梢動脈疾患の疑いがあるので、この患者は左足の状態がよくないということになります。

また、下肢エコー検査の結果、左膝窩動脈狭窄、左前脛骨動脈閉塞が認められました。

そこでまず、大きな病院に紹介して、「バルーン拡張術」を行ってもらいました。

閉塞性動脈硬化症の治療法は、大きく分けると、運動療法、薬物療法、カテーテル治療

〈ＩＶＲ（Interventional Radiology／画像下治療）〉、外科手術（バイパス手術）があります。症状が軽ければ、運動療法あるいは薬物療法で様子をみることもありますが、歩行に支障をきたしている場合や、安静にしていても痛む場合は、ＩＶＲや外科手術の適用となることが少なくありません。

ＩＶＲには、足に関しては「バルーン拡張術」と「ステント留置術」があります。「バルーン拡張術」とは、狭くなったり詰まったりした血管を、先端に風船のついた管である「バルーンカテーテル」で広げる術式です。また、「ステント留置術」とは、広げた血管を補強するために、網目状の構造をしている金属製の「ステント」を埋め込む術式です。

このため「バルーン拡張術」と「ステント留置術」はセットで行うこともありますが、針による穿刺《せんし》のみの治療で直径はわずか2ミリ程度で、挿入による体への負担は非常に少なくなります。

バルーン拡張術、ステント留置術を行うためには入院が必要なため、入院設備がないクリニックではＩＶＲを行うことができず、大きな病院に紹介することになります。ＩＶＲの入院期間はおおむね3～7日程度です。ただし、追加検査が必要になれば、1週間以上の期間を要することもあります。

この女性は紹介先の病院でバルーン拡張術およびステント留置術を受けた後、左足小指の潰瘍ができていた部分を削り取ってから退院しました。

その後、再び私のクリニックに戻ってきて、糖尿病と高血圧の治療を続けています。再び潰瘍ができないよう、抗血小板の薬を内服してもらっていますが、服薬は一生続ける必要があります。一度、閉塞性動脈硬化症を発症すると、生涯にわたって服薬を続けなければなりません。万が一、きちんと治療を続けなかった結果、潰瘍ができたら、その部分を切断するかもしくは削り取ることになります。

②年齢：82歳、性別：男性

受診理由（気になっていた症状）：1カ月前から両足の足趾《そくし》と左足の下腿の潰瘍

この男性は、透析の病院から紹介されて私のクリニックを受診しました。この患者も糖尿病を患っていたからです。

私のクリニックで検査を行うと、ＡＢＩ検査の数値は左足首＝０・47／右足首＝０・56と、両足ともに０・９以下でした。つまり、一人目の女性患者より状態がよくないということになります。また、下肢エコー検査の結果、両大腿動脈のびまん性狭窄、両下腿動脈の石灰化が認められました。

「びまん性」とは、病変がはっきりと限定することができずに広範囲に広がっている状態を意味しますが、透析を続けている人は週に３回も血液を入れ替えているため、動脈の石灰化が進みやすくびまん性病変になりやすくなります。これを、びまん性狭窄といいます。週に３回も血液を入れ替えているため、循環動態（血管や心臓を血液が流れる状態）が悪くなり広がりやすくなるのです。

そのため、抗血小板剤を服用してもらいながら、閉塞性動脈硬化症の悪化を予防するのが基本となります。この場合、病気とは一生の付き合いになります。

この男性は潰瘍の治療のために、両足趾と左足下腿にデブリードマンを行いましたが、その後も抗血小板剤の服薬は続けてもらっています（図21）。

「デブリードマン（debridement）」とは、壊死した組織をメスで取り除く手術のことです。壊死した組織は細菌増殖の場となるため、完全に取り除くことが必要なのです。

③年齢：56歳、性別：男性
受診理由（気になっていた症状）：3カ月前から右足に間欠性跛行の症状

この男性の主訴は右足の間欠性跛行でした。間欠性跛行とは、少し歩くと足が痛くなったりしびれたりして歩けなくなるものの、少し休むとまた歩けるようになる状態を指します。この男性の場合、150メートル歩くたびに休憩を必要としていたので、かなり状態がよくなかったということになります。

早速検査をしたところ、ABIの数値は左足首＝0・57／右足首＝1・14で、

［図21］ 閉塞性動脈硬化症による潰瘍の治療後

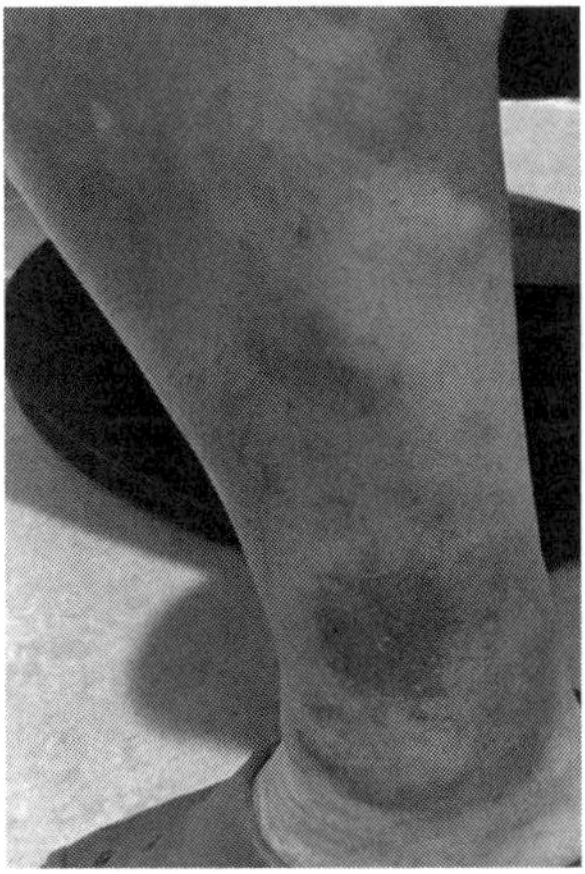

下肢エコー検査の結果、右外腸骨動脈閉塞が認められました。さらに血圧検査なども行ったところ、病気の原因は、高血圧および高脂血症であると推定されました。

閉塞性動脈硬化症は、高血圧、糖尿病、高脂血症、脂質異常症などの生活習慣病や喫煙習慣によって引き起こされる血管の変性です。この男性は、高血圧や高脂血症の傾向がありました。しかし、いずれも検査をしたことがなかったらしく、来院したときは無治療の状態でした（図22）。

高血圧や脂質異常症などの生活習慣病になると、血管の内側の壁が傷ついて、そこにコレステロールなどが沈着すると、「粥腫《じゅくしゅ》」と呼ばれるコブができて、血管が狭くなり閉塞性動脈硬化症を患いやすくなります。粥腫が破裂すると血栓ができて、急激な血流低下によって血管の閉塞が起きることもあるので注意が必要です。

高血圧、高脂血症のほかには、高尿酸血症、慢性腎臓病、肥満なども閉塞性動脈硬化症の原因となり得るので、生活習慣を改めることで病気を予防するに越したことはありません。

動脈硬化は全身の血管で同時に進行するため、心筋梗塞や脳梗塞、狭心症などを合併し

［図22］　閉塞性動脈硬化症による湿疹と色調変化が生じている

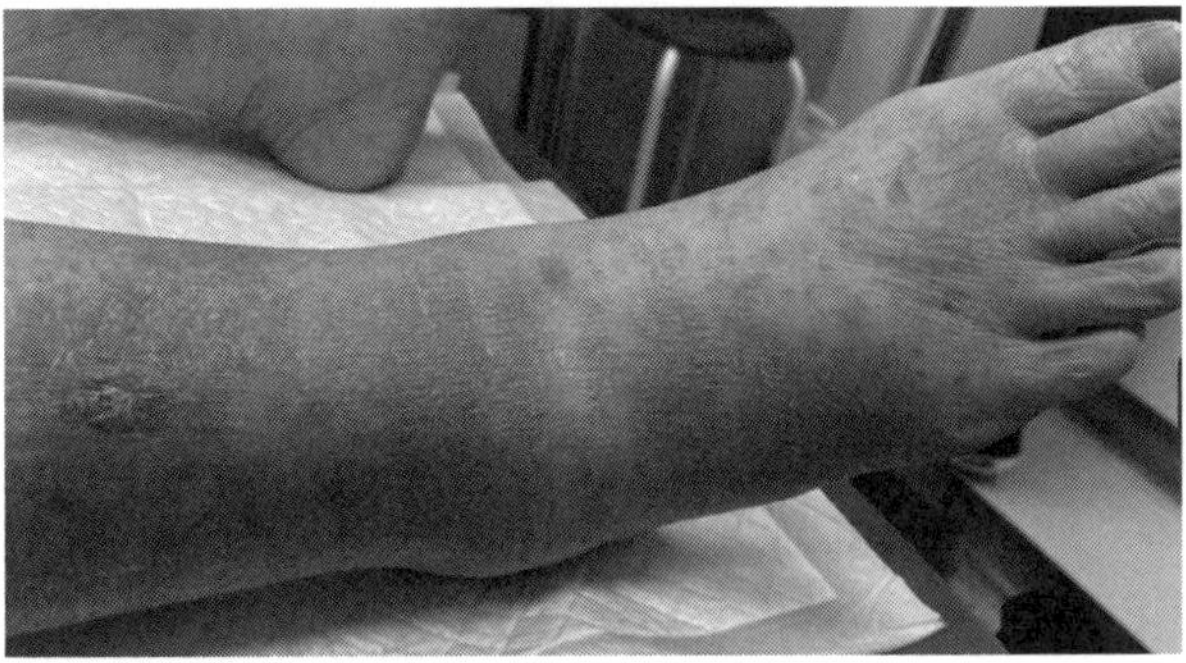

やすいことを考えても、少しでも早い段階で医療機関を受診しておくことが望ましいといえます。

この男性の治療ですが、まずはステント留置術を行うことが先決だと判断できたため、手術を請け負ってくれる病院を紹介しました。手術後は、再び私のクリニックに通って抗血小板剤を服用すると同時に、コレステロール値を下げるための薬も服用しています。

蜂窩織炎の治療ケース

①年齢：45歳、性別：女性、職業：主婦

受診理由（気になっていた症状）：受診3日前に虫に刺されて左足前方にむくみ、発赤、熱感、疼痛、左足前方の刺し傷この女性は、受診3日前に虫に刺されてから、左足前方のむくみや熱感、疼痛に悩まされていました。また、左足前方の刺し傷も目立っている状態でした。

虫の種類は不明とのことでしたが、蜂窩織炎の病名がつくための条件には、虫の種類は含まれていません。どんな虫に刺されたのであろうと、蜂窩織炎と診断される可能性があります。ただし、蚊に刺された場合などは蜂窩織炎のような症状が出ることはほとんどありません。

蜂窩織炎の場合、患部がパンパンに腫れていることから、見た目だけで明らかに「蜂窩織炎だろう」と判断することが可能なので、詳しく検査しない場合もあります。しかし私のクリニックでは、CRPと白血球の値を確認し抗生剤の点滴が必要であるか抗生剤内服だけで良いか判断しています。

「CRP」は、「C-Reactive protein（C反応性蛋白）」の略で、急性期反応蛋白の一種のことをいいます。炎症や組織細胞の破壊が起こった際、血清中に増加するタンパク質のことです。基準範囲は0～0・3mg／dlです。

また、白血球（ＷＢＣ：White Blood Cell）は「ＷＢＣ」の数値で表されますが、基準範囲は３３００～８６００／µLです。

これらの値を測定したところ、この女性の場合、ＣＲＰは３・３mg／dlで、ＷＢＣは９６００／µLでした。検査の結果、この女性には抗生剤を内服してもらうことにしました。内服を始めて約1週間で、蜂窩織炎の症状はきれいに消えました。

②年齢：19歳、性別：男性、職業：学生
受診理由（気になっていた症状）：1週間前に貝を踏んで右足首～足底にむくみ、発赤、熱感、疼痛、右足底の創部は膿《うみ》あり

この男性は、海辺で貝を踏んで足の裏をケガして、ばんそうこうで処置していたものの、患部が腫れて痛みが増してきたことから受診にきました。

診察したところ、膿が出ていたため、切開して膿をすべて出し切り、1週間にわたり、抗生剤の点滴を受けてもらいました。

創部を切開してきれいに膿を出したので、抗生剤内服のみでもよかったかもしれませんが、切開した部分の付け替えも行わなければならなかったため、手間をかけますが抗生剤の点滴のため通院してもらいました。

患者の話を聞き、患部を確認したところ、おそらく蜂窩織炎で間違いないと思われましたが、CRPとWBCも測定しました。

この男性の場合、CRPは7・3mg／dl、WBCは15600／μLと非常に高い状態でした。

つまり、一人目の女性と比べるとCRP、WBCともによくない数値ということになりますが、しっかり膿を出したあとに抗生剤点滴と包帯交換のため来院したことで、1週間後にはすっかりきれいに治癒となりました。

③年齢：62歳、性別：女性、職業：主婦

受診理由（気になっていた症状）：受診2週間前からリンパ浮腫が悪化して両下腿にむくみ、発赤、熱感この女性は、もともとリンパ浮腫を患っていました。さらに、私のクリニックを受診する2週間ほど前からは状態が悪化して、両下腿にむくみ、発赤、熱感の症状が出ていました。

リンパ浮腫の治療方法は、浮腫部分の圧迫やリンパドレナージ、スキンケアなどを行う「保存的治療」と、体内に溜まったリンパ液を下肢および上肢あたりで静脈に流すためのバイパスをつくる「外科的治療」の大きく2種類に分けられます。

外科的治療は、「リンパ管静脈吻合《ふんごう》術」といい、術前も術後もしっかり圧迫療法を続けることで、リンパ浮腫が改善することがあります。

しかし、基本的にはリンパ浮腫は一生付き合っていかなければならない病気で、手術をして状態が緩和したとしても、むくみが劇的に改善しすべての患者が完治するわけではありません。しかもリンパ浮腫を患っている人の約3割が蜂窩織炎を発症することがあるとされています。それを防ぐためにも、圧迫感があったり、装着や手入れに手間がかかったりしたとしても、弾性ストッキングの着用やスキンケアを欠かさないことが大切です。

リンパ浮腫などの悪化を防ぐためのスキンケアには、保湿剤を使うのが一般的です。私のクリニックでは「ヒルドイド®ローション0・3%」「ヒルドイド®ソフト軟膏0・3%」「ヒルドイド®クリーム0・3%」「ヒルドイド®フォーム0・3%」などを使用しています。

「ヒルドイド®」とは、アトピー性皮膚炎や乾燥肌・皮脂欠乏症、酒《しゅ》さ、帯状疱疹《ほうしん》、とびひ、乾癬《かんせん》、多汗症、脂漏性皮膚炎、単純ヘルペス、疥癬《かいせん》、褥瘡《じょくそう》などの病気の治療に有効な医療用医薬品です。

皮膚を保湿して、乾燥性症状を軽くしてくれたり、使用部位の血行を促進して、血行障害に基づく腫れや痛みを軽減してくれたりといった効果が期待できます。

血行障害に基づく疼痛などがある患者にも欠かせない医療用医薬品で、医師によって処方されますが、最近は、「ヘパリン類似物質」を有効成分として配合している市販薬も増えています。

足のむくみや乾燥が気になっていて、まずはセルフマッサージでのケアから行ってみたいと考えているなら、市販品を試してみるのも良いと思います。

この女性のCRPとWBCを測定したところ、CRPは4・2mg／dl、WBCは

10600／μLと上昇を認めました。治療方針としては、まずはこの女性はスキンケアが不十分であることが判明したため、保湿剤を使ってきちんとスキンケアするよう指導し、抗生剤で蜂窩織炎を加療しました。

さらに、暑さや圧迫感に耐えられず、弾性ストッキングを着用していないとのことだったので、それに関しても、必ず着用しなければいけないことをきちんとお話ししました。もちろん、スキンケアに関しても弾性ストッキングの着用に関しても、これまで受診した医療機関でも再三説明されてきたはずです。

それでも、「毎日スキンケアを続けるのは面倒だ」「弾性ストッキングを着用し続けるのはしんどい」「夏の暑い時期だけでも素足で過ごしたい」などの理由で、スキンケアやストッキング着用をやめてしまう人は多いです。

その結果、蜂窩織炎などを発症することになったら、ますますつらい思いをすることになります。そのため、自宅でのケアの重要性をしっかり理解しておく必要があります。

ヒルドイド®ローションを使ってのリンパマッサージおよび弾性ストッキングの装着を続けるのと同時に、抗生剤を内服してもらったところ、この患者の症状は1週間程度で落ち着いてきました。

1週間経ったら抗生剤はストップして、リンパマッサージおよび弾性ストッキング着用でのケアを続けてもらいましたが、2~3週間後には蜂窩織炎はすっかりよくなっていました。

ただしもちろん、リンパ浮腫自体は治ったわけではないので、その後も一生セルフケアを続けることからは逃れられません。彼女に限らず、リンパ浮腫の患者は合併症として蜂窩織炎を発症しやすいので注意が必要です。病気を発症するまでスキンケアを行ったことのない人にとっては、リンパ浮腫を患ったことによって「面倒なことが増えた」「わずらわしい」と腹立たしく思ったり、悲しんだりする人もいるかもしれません。

しかし症状で悩まされることを避けるために、生涯、スキンケアを続ける必要があるのですから、「つらい」「悲しい」「面倒だ」という気持ちを抱き続けるよりも、楽しく続けることを心がけたほうが健全です。

「スキンケアの最中だけは好きなYouTubeを観ていいことにする」「弾性ストッキングを

着用したあとに朝のコーヒータイムを設ける」など、好きなことや、ほっとする時間とひもづけるなど、自分なりに工夫を凝らしてみるのも良いと思います。

［第5章］

正しい治療と生活習慣の見直しで足のむくみは改善できる

足のむくみは健康のバロメーター

街を歩いていてショーウィンドウに自分の全身が映ったとき、あるいはお風呂に入って体を洗っているときなど、見た目や手触りで足のむくみが気になることがあるようなら、自身の健康状態や生活習慣を見直してみることが大切です。足のむくみの原因を、単なる足の疲れととらえることは非常に危険だからです。健康状態にも生活習慣にも問題がなければ、いつもどおりの生活をしていて急に足がむくむということはほぼ考えられないのです。

とはいえ、「自分でも気づいていなかったものの、前日に飲みすぎて全身がむくんでいる可能性がある」「座ったまま眠ってしまったことで、足がむくんだかもしれない」ということは誰にでもあり得ます。一日中立ったままで仕事をしたり、車で長距離を休みなく運転し続けたりしても、足はむくんでしまいます。原因が明らかで、しかも時間をおいたり足を高くして横になったりする程度で治るのであれば、問題がある可能性が少ないむくみです。

しかしそれで安心せず、足のむくみが健康のバロメーターであることを意識してほしいと思います。日々、自分の足の状態を確認する習慣をつけていれば、「いつもと比べて足がむくんでいるかどうか」「足がむくむ原因となるようなことがあったかどうか」がすぐに分かるはずです。

姿見で自分の足の見た目を確認したり、バスタイムに足首やふくらはぎを触って確認したりすることは、これまで自分の足がむくんでいるかどうかを確認する習慣のなかった人にとっては、非常に面倒くさく、手間がかかることだと思うかもしれません。

しかし、姿見で自分の下半身のむくみ度合いを確認することも、バスタイムに自分の足を触ってみることも、ほんの数秒でできることです。両方を行っても、ほんの1分程度で済むことです。

また、視覚や触覚を通して異常を検知したとして、セルフケアによって足のむくみの改善を試みるにしても、簡単な運動やストレッチであれば、プラス5分程度の時間しか要しません。その日一日の仕事や家事をすべて終えたあとにたった5分程度ケアするだけでも、足のむくみを改善して、健康状態をキープできることにつながる可能性があるのですから、続けない手はありません。

足のむくみ改善にはセルフケアが大切

ひどい足のむくみを改善するには、医療機関で治療してもらうほかないと思っている人も多く見られますが、病態によっては、治療に加えてセルフケアを取り入れることが非常に大切になってきます。

生活のなかで時間を作っては体操やマッサージなどに取り組み、弾性ストッキングを着用するなど、セルフケア自体はだれにでもできることです。肝心なのはそれを持続させることで、習慣づければむくみを防ぎ健康の維持につながります。また、偏らない食事や飲酒を控える、禁煙するといった生活習慣の改善で、むくみにくい体をつくっていくこともとても大切です。

セルフケアを続けて、生活習慣を改善していくことで得られるメリットはたくさんあります。足や顔がむくみにくくなるだけでなく、生活習慣病の予防にもなるため健康な体をキープしやすくなりますし、体にとって余分な毒素が排出されやすくなれば、理想的な体形にも近づけます。

有効なセルフケアはいくつかありますが、すべてを同時に習慣化することはハードルが高いと感じる人もいると思いますので、自分にもできそうなものからチャレンジしてみてください。場所も取らず、職場でもちょっとした空き時間に椅子に座ったままできるセルフケアもありますし、家事の合間に床に寝そべって気軽にできるセルフケアもあります。好きな時間にできる運動量だけ実践していけば、無理なく毎日の生活に取り入れていくことができると思います。

【足のむくみを改善するためのセルフケア】

(1) ストレッチや体操を習慣化する

ストレッチや体操を習慣化することで、血流がよくなり、立っている間に足に溜まった血液が心臓に戻りやすくなります。

ストレッチや体操は、午後や夜間の時間帯に行うと効果があります。

［図23］　つま先立ち体操

① 足を肩幅に開き、
背筋を伸ばして立つ

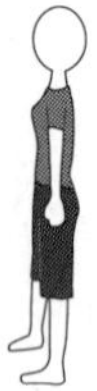

② 両手で机や手すりなど
安定したものをつかむ

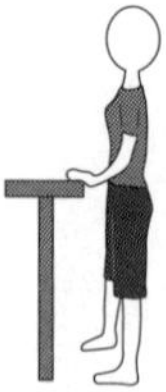

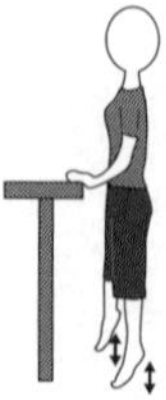

③ 両足のかかとをゆっくりと上げて
つま先立ちしたら、今度はゆっくりと
時間をかけて元の姿勢に戻る

④ これを10回くり返す

［図24］　足首回し体操

① 椅子に浅く腰かけて
背中は背もたれに
しっかりとつけた状態で
足は肩幅程度に開く

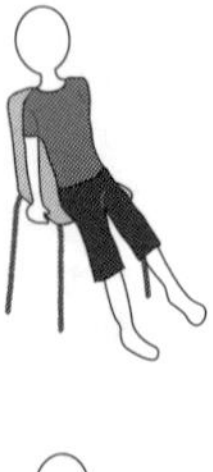

② かかとは床につけたまま、つま先で
円を描くように、外回りに5回、
内回りに5回ゆっくりと回す

③ これを３セット行う
両足同時が難しい場合は、片方ずつ
交互に行ってもよい

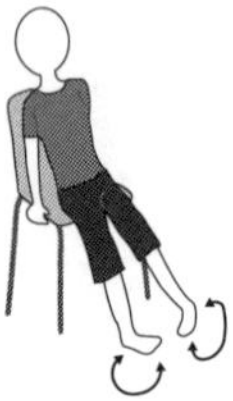

［図25］　足バタバタ体操

① 椅子に浅く腰かけて背中は
背もたれにしっかりとつけた状態で
足を肩幅程度に開く

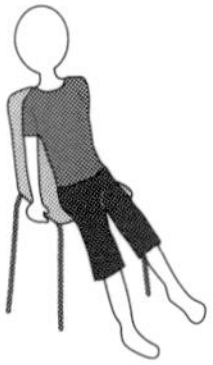

② かかとは床に着けたまま、つま先を
ゆっくりと体側に持ち上げたら
今度は床におろす

③ これを10回3セット行う
両足同時が難しい場合、片方ずつ
交互に行ってもよい

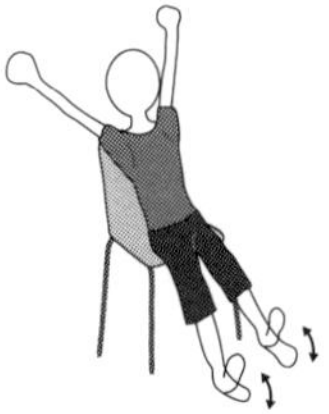

［図26］　逆自転車こぎ体操

① 椅子に浅く腰かけて背中は
背もたれにしっかりとつけた状態で
足を肩幅程度に開く

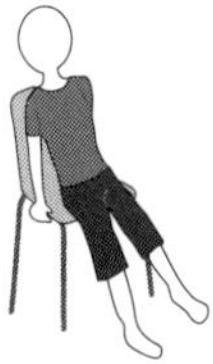

② 片方の足のつま先を軽く持ち上げて、
ひざを自分に近づけるように
ゆっくりと引き上げたら、
かかとからゆっくりと元の場所におろす

③ これを片方ずつ交互に5回ずつ繰り返す。
ここまでを1セットとして3セット行う

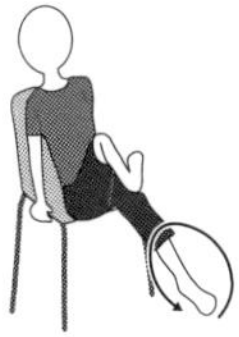

［図27］　足首体操

① 仰向けになる

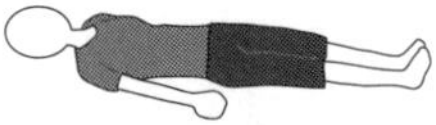

② つま先を前後にゆっくり10回動かす

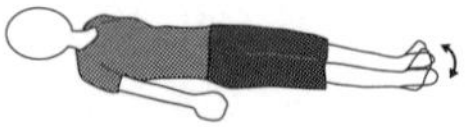

③ つま先を右回りに5回、左回りに5回、
グルグル回しを3回繰り返す

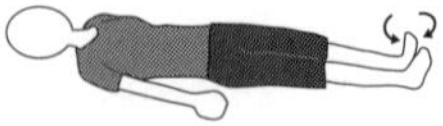

［図28］　ゴキブリ体操

① 仰向けになって足は肩幅に開く

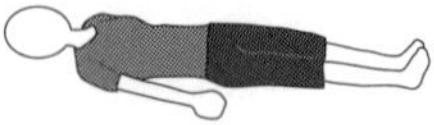

② 両手、両足を天井に向けてまっすぐ伸ばす

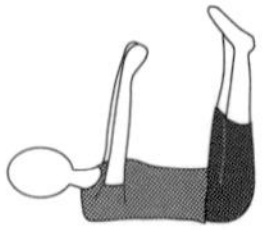

③ 両手両足をブルブル震わせる

④ 30〜60秒×3回繰り返す

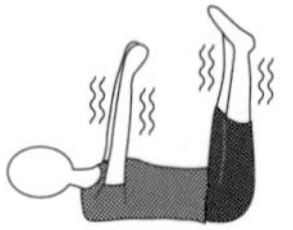

［図29］　自転車漕ぎ体操

① 仰向けになって足を肩幅に開く

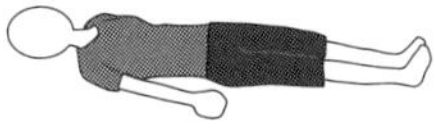

② 両足を上げて、自転車のペダルを漕ぐ要領で
左右交互に10回ほど回す

③ これを3セット行う

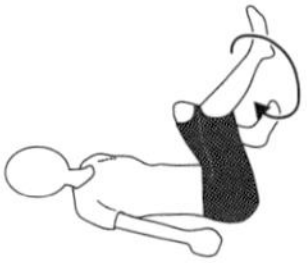

［図 30］　セルフマッサージで足の重だるさを解消する

① 椅子に座って
片方の足の膝の
少し上に左右の
手のひらを当てる

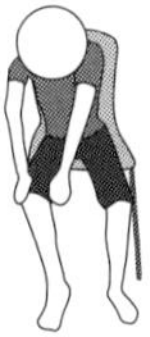

② 手のひら全体を足に
密着させて、軽く力を
入れながら足の付け根に
向けて両手でさするよう
に動かす
このとき、力を入れすぎる
と逆効果になるので、
ほどよい圧力を心がけ
るようにする

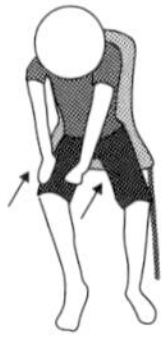

③ 同じ足の足首に
左右の手のひら
を当てる

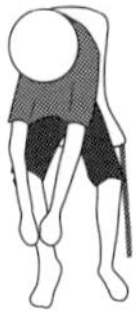

④ ②と同じように
下から上に向かって
ふくらはぎを
さするように
両手を動かす

⑤ 反対の足で同じ
ことを行う

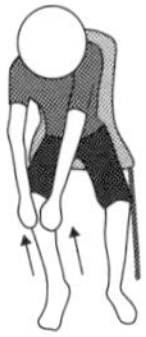

図23～29まで紹介したものが、自宅で簡単にできるストレッチや体操です。1日5分程度で構わないので、毎日続けると足のむくみや重だるさが改善につながります。

(2) セルフマッサージで足の重だるさを解消する

図30で紹介した足の重だるさを解消するセルフマッサージは、椅子に座ったまま手軽に行うことができます。会社で仕事中に疲れを感じたとき、座ってテレビを見ているときなどに、しばらく手を休めてマッサージをする習慣を持つだけでも、足がむくみにくくなります。

(3) 塩分を摂り過ぎない

塩分の過剰摂取により血液中の塩分濃度が高くなると、体に水分が吸収されやすくなります。それに伴い、毛細血管内の水分量も増えるため、結果として足がむくみやすくなるのです。また、日頃から塩分を摂りすぎている人は、むくみだけでなく高血圧や腎臓疾患などの危険性も高まります。

さらに、濃い味付けを好む人は塩分の過剰摂取だけにとどまらず肥満になりやすいので注意が必要です。塩分を摂り過ぎないためには、ラーメンやうどんを食べるときにはスープを飲み切らない、チャーハンや丼ものなど、ごはん自体が濃い味付けになっている料理や、みそ汁やスープは控えめにするなどを心がけます。調味料もドレッシングやマヨネーズは控えて、醤油を使う冷ややっこなどはポン酢を使い、塩の代わりに、レモンといったかんきつ類などを上手に活用すると、無理なく減塩することができます。また、食材のうまみを感じると舌も満足しやすいので、昆布やカツオなどのダシをしっかり使うのも一つの方法です。

最近では醤油やソースなどの調味料も減塩製品が多く販売されているので、うまく調理に取り入れることで塩分を減らすことができます。もちろん減塩製品といっても使い過ぎは禁物です。

塩分を摂り過ぎている人たちは普段から塩味や濃い味付けに味覚が慣れてしまっているので、しばらくは味が薄く感じたり物足りなかったりすると思いますが、続けていくことでそれが普通になり、過度な味付けで分からなかった素材のうまみなども楽しめるようになると思います。

塩分の過剰摂取がむくみの大きな原因である場合、カリウムの摂取を心がけることで症状が緩和する場合があります。なぜかというと、塩分はナトリウムが主成分ですが、カリウムには、過剰なナトリウムを体外に排出させる働きがあるからです。

カリウムを豊富に含んでいる食べ物としては、バナナ、ホウレンソウ、人参、イモ類、大豆、昆布、ひじきなどが挙げられます。また、バナナや柿などの果物は、ドライフルーツにすることでカリウムを効率よく摂取できるようになるとされているので、毎日のおやつにドライフルーツをとりいれることもおすすめです。

(4) アルコールを摂り過ぎない、水分を摂り過ぎない

アルコールには利尿作用があるため、摂取すると多くの人がトイレが近くなります。それなのに、なぜ体に水分が溜まってむくんでしまうのか不思議なようですが、アルコールを分解するためには多量の水分が消費されるため、そのぶん水分を体が要求して水などをがぶ飲みしてしまうからです。

日本酒の上手な飲み方は、「和《やわ》らぎ水」といって、お酒と同量ほどの水を交互に飲むのがいいといわれています。ウイスキーなどの濃いお酒を飲むときにもチェイサーといって水を多めに飲むことが体には良いです。本来は、アルコールの吸収を穏やかにして酔い止めのために水を飲むのですが、お酒自体の量を減らすことにもつながります。

しかし、ほどほどの飲酒量であれば結果的にむくみ防止につながりますが、飲み過ぎてしまっては効果がありません。いちばん良いのは、やはりお酒をできるだけ控えることです。

真夏の炎天下を歩いたり、サウナや入浴後、あるいは激しいスポーツをしたりしたあとに大汗をかき、失われた水分を補おうとして大量にスポーツドリンクを飲むようなことも、むくみの原因となります。水分を摂取したぶん、汗をかいたり排尿をしたりして水分を体外に排出できているなら問題ありませんが、汗をかきづらく、トイレに行く回数も少なければ、摂取した水分は体内にどんどん溜まっていってしまいます。

また、体内に水分が溜まると内臓が冷えるので体にとって大きなデメリットとなります。体が冷えると腎臓が尿を作る働きも弱くなるので、さらにむくみやすくなります。

（5）ポリフェノールを含む食品を積極的に摂取する

塩分の過剰摂取以外が原因である場合、むくみの症状緩和や予防に役立つ食べ物はあるかというと、残念ながらありません。しかし、血管を強くして、血流を促してくれるポリフェノールを多く含む食品を摂取することは、間接的な予防になります。

ポリフェノールを多く含む食品として有名なものといえば、赤ワイン、ブルーベリー、カカオ高配合のチョコレートなどが挙げられます。また、キャベツや春菊などの野菜や、ミカン、バナナ、りんご、ぶどうなどの果物、緑茶にもポリフェノールが含まれているので、これらの食材を意識的に摂取するようにします。野菜をたくさん食べるのが難しければ野菜ジュースを飲むことでも摂取できます。熱に強いので、食べやすく調理しても効果はあります。

ただポリフェノールは水に溶けやすく短時間で作用が出ますが、効果は長く持続しません。毎日こまめに摂取することを心がけます。

また、「ポリフェノールやカリウムをたくさん摂取してむくみを防ごう」と考えて、特定の食材ばかり食べるのはよくありません。偏った栄養しか摂取していないと、体調や肌の調子が崩れがちなので、毎食必ずポリフェノールを含む食材を取り入れるなどして、栄養バランスのとれた食事を心がけることが大切です。

(6) 太り過ぎない

肥満は心臓に大きな負担となるため、むくみの原因となります。人間の体を動かしているのは心臓ですが、体重が増えると、そのぶん酸素や栄養を多く体全体に血液が運ぶことになり、心臓に負担がかかることになります。心臓に負担がかかると全身の血管やリンパ管の巡りを支えているポンプの力が弱くなり、血液やリンパの流れが滞ってしまうのです。

これによって、足だけでなく全身がむくみやすくなるのです。また、高脂血症、高血圧、糖尿病などを発症するリスクが高くなり、むくみの原因となってしまいます。

さらに、皮下脂肪には水分を滞らせやすい特徴があるので、見た目には肥満とはいえない場合も、脂肪を溜め込んでいる自覚がある場合は注意が必要です。

肥満になってしまうと見た目がむくんでいるような状態なので、むくみの発見を遅らせる原因にもなりかねません。肥満なのかむくみなのかを見分けるには、指で気になる部分を押してみるセルフチェックをして、指の痕がすぐに戻るかどうかを観察します。

肥満の解消もしくは予防のためにも、毎日の生活のなかで適度に体を動かすことはとても大切です。特に、デスクワークや立ち仕事で長時間足に負担がかかっている人は、血液やリンパの流れが滞りがちなので、意識的に体を動かすようにします。

「体を動かす」といっても、ジムに通ったり走ったりすることを勧めているわけではありません。たとえば、週に1～2度だけでも、一駅手前で電車から降りて歩いたり、週末にウォーキングしたりといった習慣をつけるだけでも良いのです。

とはいえ、肥満や運動不足による体のなまりなどがたたって、少しの散歩もきつく感じるということもあり得ます。その場合は、体の重さを感じにくい水中ウォーキングなども良いと思います。

また、最近では仕事帰りや空いた時間にふらっと立ち寄って、その格好のまま利用できるジムなども増えてきているので、そうした施設を活用してみるのも一案です。施設のトレーナーから適切な運動を指導してもらい実践していけば、より効果的に体重を減らしていくことができると思います。

いずれの方法で体を動かす場合も、足のむくみ予防または解消のために意識すべきなのは「ふくらはぎをよく動かすこと」です。全身に血液を送り出す働きを担っているのは心臓ですが、血液を効率よく循環させて、心臓に戻すための役割を担っているのは筋肉で、特にふくらはぎはその役割が大きいためです。

ですから適度な運動でふくらはぎを鍛えることで、全身の巡りがよくなることが期待できます。ただし、仕事の繁忙期などに無理して一駅手前で降りて歩いて帰った結果、睡眠時間が削られて体調を崩したとあっては元も子もありません。

どうしても忙しいときや、気分が乗らないときなどは、無理をせず、自宅でのストレッチのみにしても構いません。また、根本的に食生活を見直して体質を改善することでも肥満から脱出できます。肥満を解消することはむくみ防止だけでなく、根本的な体の健康を取り戻すことになるので、心当たりがある人は生活改善に取り組むことが大切です。

（7）入浴の習慣をつける

湯船にお湯をためて入浴することを面倒だと感じている人は大勢います。また、特に一人暮らしの人などは、水道代節約のためにシャワーのみで済ませる傾向にあります。

しかし、健康面を考えるとシャワーのみで済ませてしまうことは大変もったいないことです。湯船に浸《つ》かることは、血行を良くし新陳代謝を高め、健康維持に大いに役立つからです。

足のむくみやだるさを軽減させるためにも大切なのは、できるだけ毎日入浴することが大切です。入浴するときのポイントは、足を伸ばして浸かりできるだけ足全体に均一に水圧がかかるようにすることです。

また、入浴中にふくらはぎの筋肉をもみほぐすことも有効です。その日の疲れをその日のうちにとる習慣をつけることで、ふくらはぎに疲れが溜まりにくくなります。

しかし、「うちはマンションで、そんなに浴槽が広くない」という人もいると思います。その場合は、浴槽の縁に足をかけて入浴するだけでも効果があります。

みぞおちの下ぐらいまでお湯に浸かる半身浴も効果的です。とくに心臓が弱い人、高血圧の人には全身浴より水圧がかからず、体への負担が少ないぶん、長くお湯に浸かることができるため、むくみ解消にもより効果がある場合もあります。

事前に適度に水分を摂っておいて、上半身が冷えないよう浴室を27度前後にし、38～40度程度のややぬるめのお湯に浸かる入浴法です。湯上がり後はしっかり水分を補給します。長い時間入浴できるため、読書や音楽を聴きながら半身浴をすれば苦にも感じず、むしろ楽しんで続けられると思います。

ただ、全身浴でも半身浴でも注意することがあります。これまで入浴の習慣がなかった人や高齢者などは、お風呂でのぼせてしまうことも考えられるので、湯の温度には気を配り適温になっているかこまめな確認が必要です。また湯舟から出るときにはゆっくりと立ち上がるようにします。

あまり長風呂し過ぎるとのぼせやすくなるので、むくみが気になるからといって、発汗のために無理をし過ぎないよう気を付けることも大切です。

［図 31］　病態例ごとに適した弾性ストッキングの圧迫圧

病態	弾性ストッキングの圧迫圧
血栓症の予防	20mmHg 未満
静脈瘤の予防	
ストリッピング手術後	
そのほかの疾患による浮腫	
軽度静脈瘤	20 ～ 29mmHg
高齢者静脈瘤	
小静脈瘤の硬化療法後	
静脈瘤	30 ～ 39mmHg
静脈血栓後遺症	
硬化療法後	
軽度リンパ浮腫	
高度浮腫	40 ～ 49mmHg
皮膚栄養障害のある静脈瘤	
静脈血栓後遺症	
リンパ浮腫	
高度リンパ浮腫	50mmHg 以上

（8）弾性ストッキングを着用する

「弾性ストッキング」と聞くと、市販の着圧ストッキングのような着用感をイメージする人が多いと思います。しかし実際のところ、市販のものとは比べ物にならないほど、脚に強い圧力がかかるように設計されています。

　市販の着圧ストッキングをはいた経験がある人は、一般的なストッキングをはくときと同じようにするするとはけないことを知っていると思いますが、弾性ストッキングの圧力はそれをさらに上回ります。

　ストッキングの圧迫圧は、「ｍｍＨｇ（ミリメートル・エイチ・ジーまたはミリ水銀)」で表されますが、市販の着圧ストッキングは、足首からふくらはぎにかけて、20mmHg前後~30mmHg前後に設計されています。

これに対して弾性ストッキングは、圧迫圧が強いもので50mmHg以上のものもあります。

ただし、治療目的によっては圧迫圧が20未満が望ましい場合もあります。設計されている圧迫圧ごとの主な病態例は図31のとおりです。

圧迫圧が強い弾性ストッキングは特に、はき慣れないうちは、脚を通すためにストッキングを手で広げることさえ大変です。そのため、この工程を繰り返すことで腱鞘炎を患ってしまう人もいるほどです。

そうなると、弾性ストッキングをはくこと自体に強いストレスを覚えてしまう可能性もあるので、初めて装着するときには、看護師やコンダクターに聞くと「正しいはき方」を教えてくれます。また、正しいはき方を理解はできていても、肥満や高齢、妊娠中で腰が曲げづらいなどの理由でうまくはけないこともあります。その場合は、着用補助器具などを活用すれば、楽にはくことができます。

［図 32］　弾性ストッキングのはき方

①ストッキングの中に手を入れて
ストッキングのかかと部分を
内側から指でつまむ

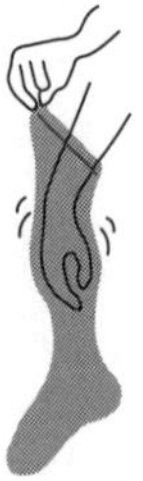

②かかと部分を軽くつまんだまま
ストッキングを裏返す

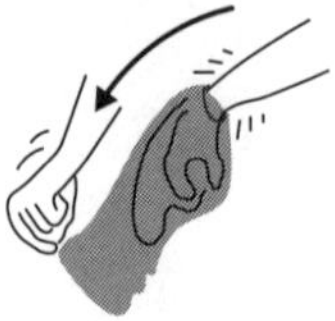

③かかと部分を下側にして、
両手ではき口を左右に広げる

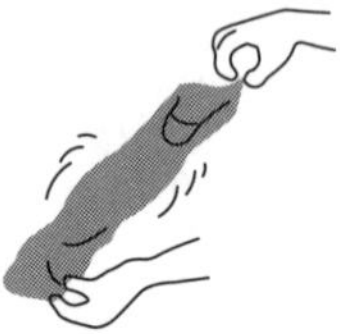

④足先からかかとまでを
ストッキングの中に入れて、
ストッキングのかかとの部分と
足のかかとを合わせる

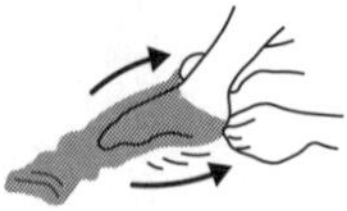

⑤ふくらはぎから膝に向かって、
ストッキングを引き上げる

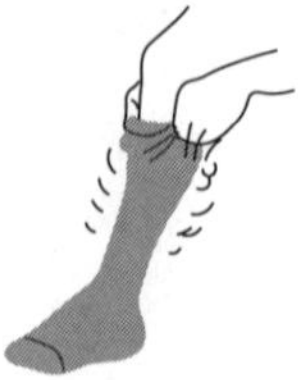

⑥ストッキングを規定の長さまで
しっかり引き上げて、装着部分に
しわができていないことを確認する

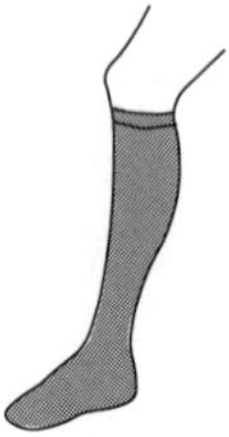

また、正しいはき方以外にも、弾性ストッキングに関して注意すべきことがあります。

まず、病態ごとに適した圧迫圧が異なるので、自分の症状に合った弾性ストッキングを選ぶことが大切です。足首の太さや足のサイズにも合ったものでなければ効果がないので、家族や友人が使っていたものをおさがりとして譲ってもらうことはできません。

さらに、毎日はくため1組ではなく数組用意する必要があります。1組3500〜4000円程度するため、3組でも1万円を超えますから高く感じるかもしれませんが、少しでも治療効果を高めるためには外せない出費となります。

しかも、弾性ストッキングは消耗品なので、はいているうちに緩くなってきたら買い直す必要があります。

そして、なんらかの疾患を抱えていたり足にケガをしていたりする場合は、弾性ストッキングをはいてはいけません。

感染症や潰瘍を患っている場合も、その症状が完治していないうちに弾性ストッキングをはくと、症状が悪化したり治りにくくなったりします。

気になる症状がふくらはぎではなく足の指などにある場合も同様です。たとえば水虫などの感染症にしても、先に治療して完治させることが必要です。

また、深部静脈血栓症や心臓病、そのほか動脈の閉塞がある場合も絶対にはいてはいけません。必ず医師の指示にしたがって着用します。

(9) きつい靴や洋服を避ける

昨シーズンは着ることができたのに、今年着てみたら少しきつく感じるワンピース、久しぶりに履いてみた靴が少しきつく感じる、といった経験は誰でもあると思います。

しかし、サイズの合っていないきつい靴や洋服を着用すると、体が圧迫されて血の巡りが悪くなりとても危険なことです。

サイズが合っていない靴を履き続けた結果、靴擦れや巻き爪などの症状が出て皮膚が傷つくと、傷口から侵入した細菌がリンパ管を通って静脈にまで達して、感染症を引き起こしたり、ひどい場合は血栓の原因となったりすることもあります。

また、ヒールが高過ぎるハイヒールも決してお薦めできません。ハイヒールを履いているとふくらはぎの動きが悪くなるため、正しい歩き方を保つことが難しくなります。

「正しい歩き方」とは、かかとから着地して、足の親指で地面を蹴る歩き方です。そのうえで歩幅はやや広め、速度はやや速めを意識して歩くのが良いと思います。

外反母趾をはじめとする足のトラブルがある場合、インソールなどの補助アイテムの使用も検討します。どんな補助アイテムを使うと歩きやすいのか、自分の足にはどんな補助アイテムが合っているのか分からない場合は、ショップ店員に相談します。

行きつけの靴屋に相談できそうな店員がいない場合、スマホやパソコンで、熟練のシューフィッターが在籍している店舗を探すのも一つの手です。

⑽ できるだけ正座をしない、足を組まない

冠婚葬祭や法事など、日本人の生活においては、畳に正座するのがマナーだとされるシーンが多く存在します。しかし、足の血管を圧迫して血行を阻害する正座はできるだけ避けてほしいというのが、足専門医としての正直な意見です。「足が悪いので正座が難しいです」と断りを入れれば、周囲もちゃんと理解してくれると思います。

最近は、正座用の補助椅子などが用意されていることも多いですが、携帯用の正座椅子

や正座クッションを用意しておけば、自分で持参することができるので安心です。

正座と同様に、あぐらを組んで座ることも、足のためにはよくありません。足の血管が圧迫されることによって、血行が阻害されるからです。

あぐらは、正座のようにマナーとされるシーンはほとんどありませんが、お座敷の飲み会などであぐらをかくクセのある人は多いので注意が必要です。

また、椅子に座っているときなどに足を組むクセも直すべきです。膝の裏や鼠径《そけい》部の静脈が圧迫されて血行が悪くなるからです。加えて、骨盤がゆがむため、腰痛などを引き起こしやすくなるデメリットもあります。

足の健康を保ち、いつまでも健康な生活を

私はこれまで「足の専門医」として、足に特化したクリニックを経営して下肢静脈瘤の日帰り手術を行い、数千人もの患者を診察してきました。だから足のむくみに潜む恐ろしさがよく分かります。

むくみといっても一過性の症状で病気ではないこともあり、その場合は不快感があって

も痛みや不自由さを感じず一晩寝たら治ってしまいます。そのため、むくんでしまうことが軽く見られてしまうことも理解できますが、病気がむくみの原因になっていることがある、ということを常に意識してもらいたいと思います。

むくみの本当の怖さが理解できても、今の生活習慣に問題がある人にとって、生活をガラリと変えて、バランスのよい食事を心がけ、適度な運動を毎日行い、足のむくみ予防や改善に努めることは簡単ではないと思います。

「ハイヒールが大好きなのに履けないのはつらい」「長年、足を組み続けてきたから、足を組まずに座ると落ち着かない」「お酒が大好きで毎日の晩酌が欠かせない」といった理由で、なかなかそれを習慣化できない人の気持ちも分かります。

しかし、むくみを放置していると、自覚症状がなくともじわじわと体をむしばんでいる恐ろしい病気に気づくことが遅れ、時には命に関わる場合もあるのです。私は重症化した患者を診察するたびに、もっと早く受診してくれていれば、と残念でなりません。

実際、私のクリニックを訪れた患者の中には、あと少し来るのが遅ければ治療ができなくなるほど手遅れになって命が危なかった、という人もいました。そこまでいかなくても、むくみを軽く考えて放置した結果、次第に歩くことがままならなくなり、旅行はおろか、近所への散歩さえ困難になる可能性も十分にあるのです。足の健康は快適な生活を送るうえで、とても重要です。

私たちは健康であることを当たり前のこととして考えがちです。今までと同じ健康が、この先もずっと続くと無意識に考えています。健康な自分が大きな病気になるわけないと、心の中で思っています。

しかし、健康は当たり前のことではないのです。日々のちょっとした注意や気づき、自分へのケアがこの先続く自分の人生の健康を守ってくれます。

自分の健康は自分のためだけではありません。重い病気にでもなれば家族に大きな影響を与えるのです。看病や介護などの負担はもちろん、病気の状況によっては精神的にもつらい毎日がのしかかります。家族のことを考えれば、ふだんから自分の健康に気を配ることが大切だと分かっていただけると思います。大切な家族の将来、幸せを思えば、生活習慣を見直して改善していく、わずかな時間でも運動をするよう心がける、というようなことも続けていけるはずです。

いつまでも健康で快適な生活を送るためにも、ＱＯＬ（Quolity of Life：生活の質）を保つためにも、日頃から「むくみぐらい」と思わず、少しでも足のむくみが気になったら、早期に病院で検査して、治療を受けることが大切です。

自分の健康を守るのは自分自身なのです。

おわりに

私は外科医だった父に影響されて心臓血管外科医となり、２０２１年に福岡市東区に足に特化したクリニックを開院しました。一般内科や外科、循環器疾患や消化器系疾患などにも対応し、気軽になんでも相談できる、まちのかかりつけ医を目指していて、今では多くの患者が来院するようになりました。

足の病気に関心をもったのは勤務医だったときです。多くの高齢の患者たちが巻き爪やうおのめ、下肢静脈瘤など血管に関する病気といった足の病気に悩んでいることを知ったのです。

そしてその経験から、今は特に足の治療に注力しています。歩くことは人生において大切なことのひとつです。足が不自由になれば簡単なことも困難を伴うものになってしまいます。歩くことは健康の源なのです。

私のクリニックがある福岡では、足に特化した医療機関はまだまだ少ないのですが、足の病気に悩む多くの患者の受け皿になれば、と思っています。

私のクリニックでは、下肢静脈瘤の日帰り手術にも対応しています。局所麻酔をしたうえで30分から1時間程度で終わり、その日のうちに歩いて帰ることが可能です。この日帰り手術も、できるだけ患者の負担を減らしたいという思いから実施しています。

この本を手に取った人の多くは、現在、足のむくみに悩まされている、もしくは家族などの身近な人が足のむくみに悩んでいるのだと思います。

「自分の足のむくみは治せるのかどうかを知りたい」「足のむくみの治療法を知りたい」「足のむくみに悩んでいる家族の助けになりたい」……このように本を手に取った理由はさまざまでも、読み終わったあとに、「すぐに治療を開始してしっかり治していこう」「家族を説得して診療を受けてもらおう」などと思ってもらえれば、この本の目的は十分、果たされたと思います。

足のむくみの原因や程度は人によって異なりますが、どのような状態であれ、本人がむくみを改善するために努力することが不可欠です。セルフケアはもちろん、きちんと医療機関を受診することや、医師の言うことをよく聞いて生活を改善していくことも大切です。

むくみの原因によっては、服薬などでそのときは症状を抑えることはできても、これまでと同じ生活を続けている限り、徐々に悪化していくことも考えられます。

症状を何度も繰り返さないためには、長い目を持って治療に挑むことが大切ですし、そのためには生活そのものを変えていく必要があります。

人によっては、生活を改善することはとても難しいと感じ、「もうこのままでいい」とさじを投げてしまうことも考えられます。しかしこの書籍を手に取った時点で、多かれ少なかれ治療の大切さや生活を改善することの必要性を理解し、自分に何かできることを探しているのだろうということがうかがえます。

今現在、足のむくみに悩まされている人、もしくは家族などの身近な人が足のむくみに悩んでいる姿を見ている人には、ぜひ一度、「足のむくみがなくなることで、自分や家族の生活がどのように変わるか」を想像してみてほしいと思います。

同時に、治療をしないままだとどんな未来が待ち受けているかもイメージしてみます。

思うように旅行にいけない、近所にショッピングに出かけるのもしんどい、夕方になると靴がきつくて足が痛い……。

そんな状態がこの先何年も続き、場合によっては本書でも説明してきたとおり、足の指を切断しなくてはならなくなったり、潰瘍が重度となり足が真っ黒になったりすることだってあり得ますが、治療をすることで、そうした不安からも解放されるのです。

治療によって症状が改善すれば、QOLが大きく向上します。足のむくみがなくなれば、もっとおしゃれをしたくなります。足のむくみやそれに伴う痛み、歩きづらさがなくなれば、もっと出かけたくなりますし、旅行も楽しみたくなります。街に出てショッピングを楽しんだり、友人と食事に出かけたりすることも今以上に楽しくなるはずです。

そしてなにより、「足がむくんでいなければ、もっと良い人生なのに」というマイナスな感情を抱くことがなくなるので、毎日を明るい気分で過ごすことができます。

これから先何十年も、元気で幸せな毎日を過ごすためには、未来の健康まで考えて体をケアしていくことがとても大切です。

もしも今、足のむくみに悩まされているなら、治療の大切さをきちんと理解して正しくケアしてほしいと思います。また、家族や友人など身近な人が足のむくみに悩んでいるなら、治療やセルフケアの大切さをぜひ伝えてあげてほしいと思います。

この本がその役に立ち、一人でも多くの人が今よりもっと健康を実感し、毎日を生き生きと過ごせるようになれば幸いです。

吉田尚平（よしだ しょうへい）
1983年福岡県生まれ。2009年久留米大学を卒業したのち、2011年に久留米大学病院第2外科入局。聖マリア病院心臓血管外科、九州医療センター血管外科、久留米大学病院心臓血管外科で研鑽を積み、大牟田市立病院血管外科部長を経て、2021年5月より、よしだ内科・外科・足クリニックの院長として活躍中。医学博士／日本外科学会専門医／日本脈管学会認定脈管専門医／日本血管外科学会認定血管内治療医／腹部ステントグラフト指導医・実施医／下肢静脈瘤血管内焼灼術指導医・実施医／FSI認定フスフレーガー／3TO（VHO）ライセンス取得医／難病指定医／身体障害者福祉法における指定医師（肢体不自由）など数々の資格をもつ。

本書についての
ご意見・ご感想はコチラ

足専門医が解説！
本当は怖い足のむくみ

二〇二四年三月一九日 第一刷発行

著　者　吉田尚平
発行人　久保田貴幸
発行元　株式会社 幻冬舎メディアコンサルティング
〒一五一-〇〇五一 東京都渋谷区千駄ヶ谷四-九-七
電話 〇三-五四一一-六四四〇（編集）
発売元　株式会社 幻冬舎
〒一五一-〇〇五一 東京都渋谷区千駄ヶ谷四-九-七
電話 〇三-五四一一-六二二二（営業）
印刷・製本　中央精版印刷株式会社
装　丁　野口 萌

検印廃止

Printed in Japan ISBN 978-4-344-94772-6 C0047
幻冬舎メディアコンサルティングHP https://www.gentosha-mc.com/